TRAITÉ

SUR LA NON-EXISTENCE

DES

FIÈVRES ESSENTIELLES.

Poitiers, Imp. de Saurin.

TRAITÉ

SUR LA NON-EXISTENCE

DES

FIÈVRES ESSENTIELLES;

PAR H.-H. QUOTARD-PIORRY,

Docteur en médecine de la Faculté de Paris;

ANCIEN CHIRURGIEN AIDE-MAJOR AU 36me RÉGIMENT D'INFANTERIE DE LIGNE, ET A L'HÔPITAL MILITAIRE DE MAUBEUGE.

Le philosophe cherche à mettre une vérité qu'il a trouvée, dans tout le jour nécessaire pour faire l'impression qui doit servir à son dessein.

LA BRUYÈRE.

La fièvre est plutôt l'ombre de certaines maladies que la maladie elle-même.

M. FODÉRÉ.

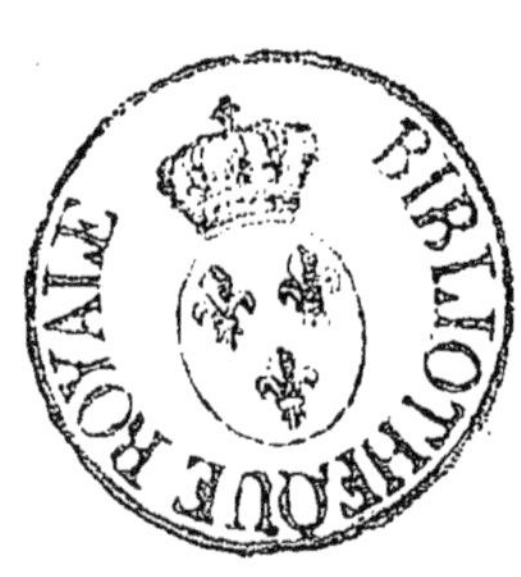

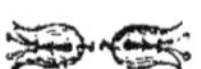

PARIS,
COMPÈRE JEUNE, LIBRAIRE,
Rue de l'École de Médecine, no 8.

POITIERS,
F.-A. SAURIN, IMPRIMEUR-LIBRAIRE.

1830.

PRÉFACE.

Depuis quelques années j'éprouvais le désir d'écrire sur la non-existence des fièvres essentielles ; mais, peu confiant en mes moyens, je l'ai surmonté jusqu'à ce jour, d'autant mieux que ce sujet de controverse en médecine a été traité par beaucoup de médecins distingués avec autant de discernement que de savoir, et que je craignais, avec quelque raison sans doute, de rester en arrière de leurs savantes dissertations. Néanmoins, mû par un zèle philanthropique auquel je ne saurais mettre de bornes, je me hasarde à émettre mes idées sur les fièvres qualifiées d'essentielles; non que j'aie conçu la prétention de réformer totalement cette partie de l'art de guérir, mais dans l'espoir que mes recherches donneront peut-être l'éveil, et porteront quelque docteur plus habile à nous donner le fruit de ses veilles et de ses méditations. Je pourrai me dire alors : le but où tendaient tous mes vœux, en écrivant ce faible ouvrage, a été atteint, puisque j'ai été utile à l'humanité.

INTRODUCTION.

La fièvre a été définie par presque tous les auteurs, un état morbide caractérisé par la fréquence du pouls, l'augmentation de la chaleur animale, et la lésion d'une ou de plusieurs fonctions.

Cette définition, par le vague qu'elle présente, donne déjà une prise immense sur les fièvres essentielles, ces êtres chimériques que l'usage a consacrés, mais que le médecin doué de quelque raisonnement ne peut adopter, parce que cela le conduirait à appliquer, pour les combattre, des médications qui ne seraient point en rapport avec les lésions existantes.

Qu'est-ce donc que le mot fièvre? Un mot

vide de sens, qui ne signifie rien par lui-même, qui ne saurait à lui seul désigner une maladie, puisque ce n'est qu'un symptôme d'une affection organique quelconque, et qu'un effet ne peut et ne doit jamais être pris pour la cause.

Le pouls, par les nombreuses variations qu'il présente, par son plus ou moins d'ampliation, de souplesse, de dureté, de force, de fréquence ou de lenteur, de régularité, etc., sert, conjointement avec d'autres symptômes, à faire distinguer au médecin observateur quel est l'organe morbide; mais jamais ce phénomène de la circulation ne pourra, ne devra être pris pour une maladie essentielle, alors qu'il offrira quelque anomalie.

Les pyrétologistes qui ont adjoint l'adjectif *essentiel* au substantif fièvre, ont été mal inspirés dans le choix de cette épithète; car, si l'on voulait établir une discussion grammaticale sur le mot essentiel, on verrait, en consultant le premier dictionnaire venu, que cet adjectif signifie que le substantif auquel il est adjoint est quelque chose d'absolument indispensable : or, ce serait une grande folie de croire que l'espèce humaine a un besoin indispensable des fièvres. Telle n'a pas été la pensée des nosologistes qui ont écrit en faveur des fièvres essentielles, et leur unique but a été, à n'en pas douter, de les faire regarder comme des états morbides pouvant exister seuls, et par conséquent comme ne dépendant d'aucune lésion organique.

C'est cette opinion que je veux combattre, parce qu'elle me paraît erronée. Quant à la discussion de mots, sur laquelle je ne veux pas m'appesantir, je me bornerai à dire qu'il est extrêmement urgent, surtout en médecine, lorsque leur signification est vague ou fausse, de faire connaître les erreurs sans nombre qui peuvent résulter d'une mauvaise dénomination.

Sauvage, Cullen, Sagar, Vogel, Linné, Selle, etc., etc., ont fait des efforts inouïs pour distribuer, à l'imitation des botanistes, les maladies par classes, genres, ordres et espèces; mais leur manière de procéder n'a pas répondu au mérite de praticiens aussi distingués. Les uns ont pris des affections symptomatiques pour des affections morbides primitives : de là des classifications arbitraires et incertaines. D'autres ont regardé comme primitives des maladies qui venaient secondairement, et qui n'étaient qu'une complication de l'affection qui avait débuté. Cette fausse manière de voir jetait le médecin dans l'incertitude, et le forçait à frapper au hasard; heureux alors, lorsque ses coups portaient sur la maladie.

Il était réservé à l'illustre Pinel, dont les profondes connaissances ont rendu tant de services à l'humanité, de faire une nosographie dans laquelle toutes les maladies fussent rangées le mieux possible par classes, ordres, genres et espèces. Ce fut donc lui qui le premier rendit l'étude de la médecine moins aride, et surtout moins pénible. Mais, depuis quelques années, la chimie médicale, l'anatomie pathologique ayant fait des progrès immenses, l'art de guérir est devenu encore plus certain, et s'est dégagé d'une foule d'hypothèses qui ne pouvaient que plonger les médecins dans des erreurs pernicieuses quelquefois aux malades. C'est d'après de nombreuses observations d'anatomie pathologique, et sur une infinité de recherches précieuses, que M. Broussais, le réformateur de la médecine, a conçu sa Doctrine physiologique, et son Traité des phlegmasies chroniques. Cet auteur célèbre a parfaitement démontré, dans ses immortels ouvrages, que la fièvre n'était qu'un symptôme d'une irritation organique; aussi ses idées vastes, étendues, autant que profondes, embrassant toute la science médicale, l'ont placée dans une ère nouvelle; et l'étude de la médecine, basée par lui d'après les lois d'une saine physiologie, est devenue plus facile, plus sûre, et en même temps plus rassurante pour l'espèce humaine.

Imbu des doctes leçons d'un si grand maître, je vais essayer de combattre corps à corps la classe des fièvres dites essentielles. Je puiserai mes moyens d'attaque dans la définition, les synonymies, les causes, les symptômes, la médication, etc. Pour procéder avec ordre, je suivrai pas à pas la classification établie par Pinel, qui, dans sa nosologie, divise les fièvres en six ordres, savoir :

1° L'inflammatoire ou angéioténique; marquée par une irritation fixée sur les tuniques des vaisseaux sanguins.

2° La fièvre bilieuse ou méningo-gastrique; irritation spéciale de l'estomac, du duodénum et des parties adjacentes.

3° La fièvre pituiteuse ou adéno-méningée; irritation des membranes muqueuses qui revêtent certaines cavités.

4° La fièvre putride ou adynamique; qui consiste dans un état d'atonie dont semblent frappées toutes les fibres musculaires.

5° La fièvre maligne ou ataxique; qui manifeste une atteinte portée au principe des nerfs, par une cause physique ou morale.

6° La fièvre pestilentielle ou adéno-nerveuse; dans laquelle un principe contagieux et délétère a porté son atteinte sur les nerfs et sur les glandes.

Je ne parlerai pas de la foule de fièvres d'un ordre secondaire, décrites avec complaisance par tous les pyrétologistes, parce que, de même que les fièvres dites essentielles, elles dépendent d'une irritation organique, et qu'elles ne sont purement et simplement qu'un symptôme de cette même irritation. Au surplus, elles seront entraînées dans la chute du brillant échafaudage des fièvres essentielles; dès-lors toute discussion scientifique à leur sujet devient tout-à-fait inutile.

TRAITÉ

SUR LA NON-EXISTENCE

DES

FIÈVRES ESSENTIELLES.

ORDRE PREMIER.

FIÈVRE INFLAMMATOIRE OU ANGÉIOTÉNIQUE.

Elle a été définie une pyrexie continue qui débute subitement et qu'accompagne un sentiment de frisson, suivi d'une chaleur douce, halitueuse, répandue sur toute la surface du corps; avec rougeur et gonflement douloureux de la face; injection des yeux et tension des paupières; force, densité et fréquence des pulsations artérielles, qui se termine par une hémorragie (la plupart du temps nasale), ou par une transpiration abondante du 7e au 11e, et quelquefois au 14e jour.

Tout, dans cette définition qui est celle des meilleurs auteurs, vient corroborer l'opinion que j'ai conçue de cette maladie. En effet, son début rapide, l'activité et la force du pouls, l'injection manifeste des capillaires artériels de la face et des yeux, la terminaison par des émissions sanguines provoquées par la nature, etc.; tout, dis-je, concourt à prouver que c'est à juste titre que cette maladie a été rangée parmi celles de nature inflammatoire; mais aussi il paraît bien évident que le siége de cette affection réside dans les vaisseaux artériels et veineux, et principalement dans ceux qui se rendent à la tête et aux extrémités supérieures.

Gallien nomme la fièvre inflammatoire *synochus imputris*; Hoffmann, *synocha simplex*; Boerhaave, *febris continua non putrida*; Sauvage et Cullen, *synocha*; Huxham, *febris inflammatoria simplex*; Frank, *febris inflammatoria continua*; Pinel, *fièvre angéioténique*.

Ces différentes synonymies ne font point de la fièvre angéioténique une fièvre essentielle. Les unes sont insignifiantes, et les autres, celles d'Huxham, Stoll, Frank et Pinel, bien que faisant connaître que cette fièvre est de nature inflammatoire, n'indiquent point où est le siége de l'inflammation; et c'est pourtant ce qu'il importe le plus de connaître, pour que l'on puisse la combattre d'une manière victorieuse. Car, bien que l'on sache que les maladies inflammatoires sont traitées avec succès par les émolliens, les délayans, et surtout par les évacuations sanguines, il faut avoir encore une connaissance parfaite du siége de l'irritation pour pouvoir employer ces dernières d'une manière convenable, tant pour le lieu où elles doivent être appliquées, que parce qu'il est des cas où la saignée générale est préférable à la saignée locale, *et vice versâ*. La médecine, plus que toute autre science, veut que l'on appelle les choses par un nom justement approprié. En effet, combien d'erreurs funestes n'entraînerait pas avec elle une dénomination vague donnée à une maladie de quelque gravité.

Pinel, en désignant la fièvre inflammatoire par les mots angio-ténique, est celui qui s'est le plus approché du siége véritable de la maladie; mais il aurait pu faire mieux encore, c'est-à-dire donner une meilleure dénomination, car il dit très-bien dans sa Nosographie philosophique « que la fièvre angéioténique est marquée par une irritation » fixée sur les tuniques des vaisseaux sanguins. » Pénétré de l'idée qu'il existait des fièvres essentielles, Pinel a nécessairement cru que l'irritation des tuniques des vaisseaux sanguins était le résultat de la fièvre, tandis que c'est celle-ci qui est symptomatique de cette même irritation. Voilà sans doute ce qui empêcha le savant médecin d'éclairer tout-à-fait ce point de doctrine médicale.

Deux faits que j'ai recueillis dans ma pratique comme chirurgien militaire, et que je citerai à la fin de cet ordre de pyrexies, faits qui coïncident parfaitement avec deux faits semblables rapportés par J.-P. Frank, m'ayant convaincu que le siége de la fièvre angéioténique réside dans la tunique interne des vaisseaux sanguins, j'appellerai cette affection morbide *phlebo-artérite*, de φλεβος veine, αρτηρια artère, et de la terminaison *ite* consacrée à désigner l'état inflammatoire. Ce nom, qui me paraît remplir le but que l'on se propose en qualifiant une maladie, puisque l'on doit chercher autant que possible à ce qu'il désigne non-seulement l'organe affecté, mais encore la nature de l'état morbide; ce nom, dis-je, donnera aux praticiens une connaissance certaine du mode curatif à suivre dans ce genre d'affection.

Presque tous les auteurs qui ont écrit sur la fièvre angéioténique, que j'appellerai désormais *phlebo-artérite*, en ont fait avec raison une maladie inflammatoire. Il suffit de parcourir les différentes causes qui y prédisposent, ainsi que celles qui l'occasionent, pour acquérir la conviction, si on ne l'avait déjà, que toutes sont propres à faire développer des irritations. Ainsi, parmi les causes prédisposantes on trouve : un froid très-rigoureux, le commencement du printemps, la température froide et sèche ou chaude et sèche, l'habitation des montagnes où règne le vent du nord et du nord-est, le tempérament sanguin, la puberté, la jeunesse et l'âge adulte; la suppression des menstrues, l'âge critique; l'abus des vins capiteux, des liqueurs spiritueuses ; la passion du jeu, etc.

Les causes occasionelles, plus encore que les causes prédisposantes, sont propres à donner lieu à des inflammations; telles sont : l'escrime, la danse, le chant, la déclamation, la course, tous les jeux qui demandent une somme considérable de force musculaire, tout ce qui est propre à activer la circulation du sang, la suppression subite de la transpiration, un violent accès de colère, la suppression d'une hémorragie habituelle, etc. Il est bien évident, d'après l'exposé des principales causes énoncées, que toutes sont propres, ainsi que je l'ai déjà dit, à occasioner la maladie qui nous occupe. Maintenant, que la phlebo-artérite soit le résultat d'une action mécanique du sang sur la membrane interne des vaisseaux sanguins, ainsi que l'ont dit quelques auteurs; ou bien, ainsi que l'ont pensé les anciens chimistes, que ces différentes causes aient donné lieu à une fermentation du sang qui aurait irrité cette même membrane; ou bien encore qu'on l'attribue avec Baumes à une suroxigénation de ce fluide; toujours est-il que c'est la tunique interne du système vasculaire qui est enflammée; que cette irritation peut se propager aux autres tuniques des mêmes canaux, et que, si elle entraîne la mort du sujet qui en est atteint, l'inflammation laisse des traces bien évidentes de son existence, ainsi que le rapportent Hunter, J.-P. Frank, J. Frank, son fils, et que moi-même j'ai eu occasion de l'observer deux fois.

La phlebo-artérite est donc une irritation de la tunique interne des vaisseaux sanguins. Cette irritation est d'une durée variable : tantôt elle ne dure que vingt-quatre heures, et reçoit l'épithète d'éphémère; d'autres fois elle dure huit jours, et alors on l'appelle hebdomadaire. Elle peut aussi se prolonger au-delà, ainsi que toutes les inflammations; toutefois il est rare que sa durée dépasse trois septénaires. J.-P. Frank, Stoll, et plusieurs médecins distingués, citent, il est vrai, des exemples de phlebo-artérite chronique; mais il est à présumer que ces grands praticiens ont confondu cette affection avec une phlegmasie latente de quelque organe renfermé dans l'une des trois cavités splanchniques, ou bien qu'ils ont attribué à la phlebo-artérite une chronicité qui provenait de la complication de quelque lésion organique. J'ai eu occasion d'observer dans les différens hôpitaux militaires, où j'ai servi en qualité de chirurgien, beaucoup de jeunes soldats atteints de phlebo-artérite; mais jamais je n'ai vu cet état morbide passer à l'état chronique, et j'ai toujours remarqué que sa durée, souvent fort courte, ne dépassait jamais quatorze jours.

Cette inflammation est sporadique, mais jamais épidémique; car, malgré les descriptions d'épidémies de cette affection faites par Home, Hoffman, Stoll, etc., non-seulement je ne crois pas que cette maladie puisse régner épidémiquement, mais je n'en conçois pas la possibilité. En effet, pour que cela pût avoir lieu, il faudrait supposer que les causes prochaines agiraient sur des sujets adultes, qui tous y seraient prédisposés par une constitution forte, pléthorique, un tempérament sanguin, etc., et qui en même temps feraient usage d'une nourriture succulente et de vins forts et généreux. Mais trouvera-t-on une grande masse d'individus placés dans une position telle, que l'on puisse trouver chez eux ce cumul de conditions, propres à faire développer une phlebo-artérite épidémique? L'homme de guerre même, dont l'âge et les forces physiques pourraient faire croire à la possibilité d'une phlebo-artérite épidémique, ne saurait en être atteint, si ce n'est sporadiquement, parce que la prédisposition dans laquelle il se trouve est détruite par les marches pénibles auxquelles il est exposé, par des privations de tout genre, par toute espèce de vicissitudes, enfin par le défaut du concours simultané des causes éloignées et des causes prochaines.

Pinel rapporte que la disposition à la phlebo-artérite peut s'annoncer à l'avance par une foule d'anomalies de l'action nerveuse: ainsi, douleurs de tête vagues et périodiques, vertiges, tintement d'oreilles, scintillation de la vue, sommeil agité ou comateux, rêves effrayans, bouffées de chaleur après avoir pris des boissons spiritueuses, ou bien après le moindre exercice; douleurs aiguës et pongitives au tronc et aux membres; difficulté, répugnance à se mouvoir; sorte de stupeur dans les fonctions de l'entendement, respiration difficile avec un sentiment d'anxiété dans la région précordiale, tendance à la sueur, couleurs de la face variables, etc. Dans cette quantité prodigieuse de signes précurseurs, il en est beaucoup qui sont communs à d'autres maladies; par exemple: parmi les prodromes d'une arachnitis, on trouve des vertiges, une forte stupeur dans les fonctions de l'entendement; une respiration difficile, un sentiment d'anxiété dans la région précordiale précèdent l'hydro-péricardite; les couleurs de la face variables peuvent faire craindre un anévrisme du cœur. Ainsi, cette longue série de signes précurseurs de la phlebo-artérite pourrait être réduite à un nombre infiniment moindre, et qui préciserait d'une manière spéciale l'affection dont il s'agit; car beaucoup même d'entre ceux que je n'ai pas cités comme étant communs à d'autres affections morbides, le sont sans contredit.

Toutefois, tous ces différens signes n'annoncent qu'une disposition particulière du sujet à contracter la phlebo-artérite; car, si dans ces circonstances il pouvait se soustraire à l'influence des causes physiques ou morales propres à irriter le système nerveux, il n'y aurait point de réaction sur le système vasculaire, et partant, la phlebo-artérite pourrait ne point avoir lieu, bien que cette affection eût menacé l'individu qui présentait un ou plusieurs des signes précurseurs précités. Mais, lorsque le sujet qui présente des signes précurseurs de cette maladie ne peut se garer de l'action des causes prochaines, alors la phlebo-artérite se déclare presque aussitôt; car ordinairement son début est subit. Dans ce cas, la face est colorée, les yeux sont injectés, les artères temporales et les carotides battent avec force, la langue est blanchâtre ou rouge, humectée ou sèche; la soif est vive; céphalalgie, pouls fort, large, dur et fréquent, et quelquefois déprimé lorsqu'il se déclare un point douloureux fixe dans quelque partie; sommeil agité par des rêves. Dans l'âge tendre, somnolence continuelle, avec des objets de terreur; légers mouvemens convulsifs, délire, constipation ou déjections rares, chaleur halitueuse, urine peu abondante, mais fortement colorée. Le concours simultané de tous ou de presque tous les symptômes précités est nécessaire pour caractériser la phlebo-artérite, parce que plusieurs d'entre eux pouvant aussi accompagner d'autres maladies, le diagnostic ne serait pas facile à établir, et ne reposerait pas sur des bases assez sûres, s'il était appuyé seulement sur quelques-uns desdits symptômes.

Presque tous les auteurs rangent l'affection qui m'occupe dans la catégorie des inflammations; pour moi, je crois avoir dit tout ce que le sujet comporte, pour confirmer de la manière la plus authentique leur manière de voir qui est aussi la mienne. Je n'irai donc pas faire l'analyse de tous les symptômes qui la caractérisent, pour y chercher la preuve de ce que j'ai avancé avec Hippocrate, Sthal, Huxham, Galien, Pinel, MM. Vaidy, Fournier, etc.; seulement, je tirerai une induction de ce que la pluralité des symptômes morbides se rencontrent à la tête et aux extrémités inférieures, pour croire que le système vasculaire de ces parties est peut-être plus irrité que les vaisseaux du tronc et des extrémités inférieures. Les deux observations que je rapporterai, viendront au reste corroborer ce doute, et aider encore à parvenir à la connaissance du vrai.

La phlebo-artérite dure ordinairement, ainsi que je l'ai déjà dit, d'un à sept, à quatorze jours, et se termine par des hémorragies nasale, anale ou utérine, par une transpiration abondante, par des urines déposant un sédiment blanc. La crise peut avoir lieu chez certains sujets par des éruptions exanthématiques, des phlegmons, des abcès, et enfin par la mort : cependant cette dernière terminaison a rarement lieu dans la phlebo-artérite simple, et surtout bien soignée, et n'arrive ordinairement que lorsque cet état est compliqué d'une affection organique grave, ou bien que le médecin emploie une méthode perturbatrice à l'exemple de Grant et de Brown, qui prescrivent l'émétique, les purgatifs réitérés, et ensuite d'abondantes évacuations sanguines. Nul doute alors que l'ingestion des médicamens irritans dans l'estomac et le tube intestinal, donnera plus d'intensité à la maladie, et lui fera faire des progrès tels, que la lutte entre elle et la nature ne sera pas favorable au malade.

La phlebo-artérite est une irritation continue de la tunique interne des vaisseaux sanguins, qui est plus ou moins intense, selon la cause qui l'a développée, suivant la constitution du sujet, etc.; mais qui ne revêt jamais d'autres formes, quoi qu'en disent Macbride et Pringle, et bien que le docteur Home prétende avoir observé une épidémie de fièvres rémittentes inflammatoires. Sans doute que le narrateur de l'épidémie de 1743 n'avait pas bien remarqué le début de la maladie, et qu'il avait pris pour une phlebo-artérite rémittente, une irritation de l'estomac qui se présentait sous ce type; car Selle donne à la maladie observée par Home le nom de fièvre bilieuse inflammatoire.

Or, en supposant même que les phénomènes de la phlebo-artérite, dans cette épidémie, se soient annoncés d'une façon spontanée, sans être accompagnés ni de frisson, ni d'aucune douleur fixe sur un point quelconque des cavités thoracique ou abdominale, toujours est-il que la maladie primitive, la phlebo-artérite, dont la marche est constamment continue, n'a pu être modifiée que par la gastrite qui est venue la compliquer, ou bien encore parce que l'état morbide de l'estomac étant plus intense que celui des vaisseaux sanguins, le sang se sera porté en plus grande abondance vers l'affection la plus grave, et aura interverti l'ordre de la maladie première. Ce raisonnement paraîtra assez plausible, car, ainsi que l'a dit Hippocrate : *Ubi stimulus, ibi affluxus humorum.* Ainsi donc, pour le cas dont il s'agit, la maladie primitive aura cessé d'exister, et l'irritation gastrique ayant pris un caractère intermittent, aura induit Home en erreur, et lui aura fait croire que c'était réellement l'affection des vaisseaux dont le type continu s'était converti en rémittent.

La phlebo-artérite peut se compliquer avec les différentes maladies inflammatoires, et même y donner lieu. En effet, la première assertion ne saurait être révoquée en doute, surtout si l'on veut lire les épidémies décrites par Huxham, Tissot, Stoll, etc., dans lesquelles on voit que la phlebo-artérite se complique tour à tour d'une irritation des méméninges du cerveau, de la muqueuse de l'estomac, ou de la tunique interne des intestins. On conçoit parfaitement aussi que la phlebo-artérite puisse donner lieu à d'autres irritations, c'est-à-dire être la cause immédiate d'une irritation secondaire; car l'irritation de la tunique interne des vaisseaux sanguins, en modifiant de quelque manière que ce soit les élémens qui concourent à former le fluide cruorique, et même le mode de la circulation, doit, par les rapports continuels que ce fluide a avec tous les organes, et surtout avec ceux qui sont chargés des fonctions de l'entendement, de l'acte de la respiration, et de la digestion, amener des dérangemens notables dans le jeu de leurs fonctions; et par là occasioner d'une manière sympathique des lésions chez lesdits organes.

Le plus souvent la phlebo-artérite se termine par la guérison. Quelquefois elle disparaît très-subitement; mais alors le médecin exercé ne s'y trompe pas, et sa surveillance auprès du malade doit augmenter, car il doit craindre une métastase. Dans ce cas, l'irritation qui existait sur la membrane interne des vaisseaux, étant contrebalancée par un foyer plus fort d'irritation qui se développe chez un organe voisin, le sang suivant l'impulsion qui le pousse vers la partie la plus enflammée, la maladie première disparaît pour faire place, la plupart du temps, à une maladie beaucoup plus grave.

Le traitement de la phlebo-artérite a dû être et sera toujours fort simple; car, dès l'instant que l'on est convenu que cette affection est une irritation de la membrane interne des vaisseaux sanguins, l'indication se présente d'elle-même. Il suffit d'avoir un peu de bon sens pour indiquer la saignée générale comme un moyen certain d'obtenir une prompte guérison, ou, si l'on veut me permettre l'expression, comme un spécifique contre lequel la maladie, simple toutefois, ne saurait résister; surtout si, à l'instar de Galien, on ne craint pas de répandre le sang; ayant égard néanmoins à l'intensité de la maladie, à l'âge, au sexe, au tempérament du sujet, etc.

L'expectation, conseillée et mise en pratique par Hippocrate, Sthal, etc., peut réussir dans quelques cas; mais comme les jeunes médecins pourraient croire ne pas devoir s'écarter de la ligne tracée par le père de la médecine et ses imitateurs, bien qu'Hippocrate, comme homme, fût sujet à errer, il faut, lorsqu'ils débutent dans la pratique, que, tout en suivant les bons exemples des praticiens distingués, ils cherchent à se préserver de toute prévention; qu'ils sentent le besoin de raisonner sur les maladies qu'ils ont à soigner, et qu'ils puissent enfin mettre en pratique le fruit de leur raisonnement. On ne se fourvoiera jamais, surtout si l'on va du connu à l'inconnu, et si la médication que l'on prescrit est basée sur la connaissance parfaite de nos organes, tant à l'état sain qu'à l'état morbide.

L'expectation, recommandée par Hippocrate dans la phlebo-artérite, aurait des suites fâcheuses, plutôt qu'elle n'amènerait une prompte guérison; car tout le monde sait, et l'expérience l'a bien prouvé, qu'une irritation quelconque et bien prononcée ne peut céder qu'aux déplétions sanguines.

Ce sera seulement pour mémoire que je parlerai du mode curatif employé et conseillé par quelques médecins de la secte de Brown, qui faisaient précéder les évacuations sanguines par l'émétique, les purgatifs, les diurétiques, les résolutifs âcres, parce qu'ils pensaient que l'irritation était due à l'épaississement du sang ou des humeurs.

En admettant que la phlebo-artérite pût être le résultat de l'épaississement du sang, concevrait-on que l'on dût combattre cet état par l'émétique, les purgatifs, etc.? N'est-il pas en effet déraisonnable de croire que des irritans, mis en rapport avec la muqueuse gastrique et intestinale, puissent diminuer ce prétendu épaississement du sang? N'a-t-on pas à craindre que ces moyens curatifs ne deviennent au contraire la cause occasionelle d'une gastro-entérite, qui viendrait compliquer, d'une manière fâcheuse, la maladie primitive?

Quant à la seconde hypothèse dans laquelle on fait jouer un si grand rôle aux humeurs, je dirai naïvement que je ne crois pas à ces êtres incompréhensibles, qui tracassent, si je puis m'exprimer ainsi, notre organisme, et sur le compte desquels on a tant et si habilement bataillé dans tous les temps, sans aucun résultat bien certain pour la science médicale.

Mettant donc de côté, et la théorie de l'épaississement du sang et des humeurs, et la médication conseillée par les partisans des théories perturbatrices, et la méthode expectante, je me bornerai à dire que le traitement de la phlebo-artérite doit consister dans l'emploi des saignées générales, répétées plus ou moins, selon l'urgence des cas; des boissons émollientes tièdes et non froides, ainsi que le prescrivent quelques auteurs. Si, contre toute probabilité, la maladie étant ainsi soignée, il survenait quelque complication, alors le mode de traitement devrait nécessairement varier selon l'organe affecté secondairement.

Les saignées locales ne conviennent nullement dans la phlebo-artérite simple. La saignée générale suffit seule dans ce cas pour amener la guérison; seulement, je le répète, il faut souvent y revenir, lorsque l'ensemble des symptômes n'offre point ou offre peu de diminution après une première et même une seconde saignée.

On ne devra point avoir égard à la couenne que l'on désigne sous le nom d'inflammatoire, et que l'on remarque, dans plusieurs maladies, à la surface du sang que l'on tire des veines, parce que ce signe est extrêmement équivoque, et qu'il peut tout aussi bien être le résultat de l'inflammation, que dépendre d'une cause chimique, ainsi que le donnent à penser Parmentier et M. le professeur Deyeux.

Le traitement étant ainsi réduit à sa plus simple expression, on pourra compter sur des succès infiniment nombreux, si l'on a été appelé assez tôt, ou plutôt si la maladie st prise pendant ou peu à près son invasion.

Cependant, lorsque la phlebo-artérite pré-ente une gravité ordinairement peu com-iune, on peut alors donner plus d'ampliation u traitement précité, ou plutôt remplacer s saignées du bras ou du pied, par celles ratiquées à la veine jugulaire et à l'artère emporale. On agirait alors d'autant plus effi-acement, que l'action chirurgicale se porte-ait plus près du siége du mal, sur des vais-eaux d'un plus gros calibre; et, en incisant temporale, sur un sang beaucoup plus vital ue celui des veines, si je puis m'exprimer nsi. M. le baron Larrey, dont la réputation, omme chirurgien du premier mérite, est onnue de toute l'Europe, a souvent fait pra-quer, en pareil cas, l'ouverture de l'artère emporale, et toujours cette opération a été ivie du plus brillant succès.

Outre l'emploi desdites saignées, que l'on oit répéter suivant l'urgence des cas, je ense qu'il serait à propos d'appliquer la glace ır la tête, et aux pieds des cataplasmes émol-ens bien chauds, pour les entretenir dans n état de moiteur chaude continuelle.

PREMIÈRE OBSERVATION.

Le nommé J. K., soldat au bataillon de dépôt du 36e régiment d'infanterie de ligne, âgé de 25 ans, doué d'une forte constitution, d'un tempérament bilieux-sanguin, s'était adonné, depuis plusieurs années, au vin et aux liqueurs spiritueuses; les excès qu'il commettait très-fréquemment, lui avaient occasioné, à différentes fois, des hémorragies nasales. Comme je connaissais parfaitement le sujet, je laissais aller ces espèces de déplétions sanguines, et j'y suppléais même quelquefois par de larges saignées, lorsque les premières étaient peu abondantes, et que l'indication de tirer du sang était bien marquée.

Vers la fin d'août 1826, cet homme, logé en ville par billet de logement, rentra chez lui le soir dans l'ivresse la plus complète, et fut pris peu après d'une épistaxis qui cessa presque aussitôt. Je ne fus appelé que le lendemain pour lui donner mes soins. Je me rendis aussitôt auprès de lui, et le trouvai dans l'état suivant : la face était très-rouge, les yeux injectés et larmoyans, les artères carotides et temporales battaient d'une force extrême, délire violent, langue humide, soif intense, les veines jugulaires dilatées par l'afflux du sang, respiration gênée, point de douleur à l'estomac ni à l'abdomen, pouls fort, large et fréquent, peau chaude et halitueuse; depuis la veille, le malade n'avait point uriné, et la vessie formait une tumeur considérable à l'hypogastre.

Je pratiquai tout d'abord une ample saignée au bras, et bien que la maladie eût fait des progrès extrêmement rapides, à mesure que le sang coulait, tous les phénomènes désignés diminuèrent d'intensité. Le délire cessa, et le malade, qui me reconnut alors, me raconta sa conduite de la veille, rapport qui coïncida parfaitement avec le dire de ses hôtes. Je le fis ensuite transporter à l'hôpital, après avoir pris la précaution de le faire bien couvrir pour favoriser la transpiration, dans le cas où la maladie aurait pris cette voie pour se juger. Je le recommandai particulièrement aux soins vigilans du médecin chargé du service des fiévreux. Vers le soir je fus revoir le malade; il avait été saigné une seconde fois, parce qu'il s'était de nouveau manifesté du délire. Nonobstant cette seconde saignée, tous les symptômes inflammatoires, et notamment les phénomènes cérébraux, devinrent éminemment intenses, et le malade succomba dans le courant de la nuit, après une agitation des plus vives.

AUTOPSIE CADAVÉRIQUE.

Les membranes du cerveau, le cerveau lui-même, les vaisseaux et les sinus cérébraux, tout était gorgé de sang; les artères carotides internes présentaient çà et là, à leur surface interne, des points ulcérés et des plaques rouges ; les veines jugulaires, extrêmement dilatées, contenaient en abondance un sang très-noir, et leur tunique interne présentait des taches rouges et quelques déchirures. Les poumons étaient gorgés de sang, et les ventricules du cœur dilatés par des caillots sanguins qui se trouvaient à la naissance de la crosse de l'aorte et de l'artère pulmonaire. Les organes contenus dans l'abdomen n'offraient rien de remarquable, l'estomac excepté, qui présentait un épaississement sensible de sa membrane muqueuse, et quelques rougeurs éparses. Le système dermoïde offrit à mes regards des vergetures rouges, provenant sans doute de la dilatation extrême des petits vaisseaux capillaires sous-jacens à la peau.

DEUXIÈME OBSERVATION.

Le nommé A. D., soldat au bataillon de dépôt du 36e régiment d'infanterie de ligne, âgé de 23 ans, d'une excellente constitution, d'un tempérament éminemment sanguin, fut, dans le courant de décembre 1826, exposé à une atmosphère froide et sèche, étant en transpiration. La sueur se supprima incontinent, et dès le lendemain matin il se présenta à ma visite avec tous les symptômes qui accompagnent, ou plutôt qui caractérisent la phlebo-artérite. J'augurai fort mal de son état qui me parut très-grave, et je me hâtai de le faire transporter à l'hôpital du lieu, où j'allai le voir peu après. L'intensité de la maladie fut parfaitement appréciée par le médecin chargé des fiévreux, qui prescrivit *illicò* une large saignée. Le soir, le mieux n'étant pas assez sensible, et surtout point suffisant pour faire naître d'heureuses espérances, il fut saigné de nouveau; mais la saignée ne me parut pas assez copieuse pour atténuer l'intensité des phénomènes morbides, et en effet elle ne produisit rien d'avantageux; car la maladie, au lieu d'être enrayée par le traitement, fit les progrès les plus rapides, et le malade succomba le lendemain matin, après avoir passé une nuit dans le délire le plus violent.

L'ouverture du cadavre offrit des traces bien évidentes d'un désordre considérable survenu dans l'état physique du cerveau et de ses enveloppes, relativement à l'état normal de ses parties. La dure-mère et la pie-mère étaient adhérentes et épaissies sur divers points, et d'une rougeur très-vive; à la partie antérieure des lobes du cerveau et sous l'arachnoïde, étaient des couches d'un pus verdâtre et consistant; un épanchement sanguin-séreux existait dans les ventricules du cerveau, et principalement dans le gauche; les sinus longitudinaux et transverses étaient gorgés de sang; enfin toute la masse cérébrale était fortement injectée.

Les carotides, l'aorte ascendante et les veines jugulaires présentaient à leur surface interne, des rougeurs, des taches noirâtres, et de légères ulcérations. Le cœur était mou, petit, et vide de sang; les poumons étaient injectés et offraient un volume plus considérable qu'à l'état sain; l'estomac, les intestins, tous les organes de l'abdomen enfin, ne laissaient voir aucune trace de lésion.

Habitude du corps. Roideur extrême, visage gonflé et d'une teinte noirâtre, système capillaire de la peau dilaté par une surabondance de sang, et simulant parfaitement l'injection artificielle des dernières ramifications artérielles.

Ces deux observations, recueillies avec une scrupuleuse attention, prouvent d'une manière bien évidente que non-seulement la maladie à laquelle ces deux sujets ont succombé était de nature inflammatoire, mais encore que l'irritation avait son siége dans le système vasculaire sanguin, et notamment dans les vaisseaux artériels et veineux qui se rendent à la face.

Je ne chercherai pas à expliquer comment il se fait que l'action irritante se porte plutôt à la tête qu'aux autres cavités; mais les faits sont là, et ils sont irrécusables.

ORDRE DEUXIÈME.

FIÈVRE BILIEUSE OU MÉNINGO-GASTRIQUE.

L'AUTEUR de la Nosographie philosophique dit, dans sa première édition, tom. 1er, pag. 6, « que le siége de cette fièvre est dans la tu» nique interne de l'estomac, du duodénum » et de ses dépendances. » Plus loin il ajoute « que c'est une irritation spéciale de ladite » tunique. » Or, si le siége de la fièvre bilieuse est dans l'estomac et le tube intestinal, ce que l'historique de cette maladie prouvera suffisamment, pourquoi donc ne pas lui donner un nom approprié, qui de prime abord fera connaître son siége et sa nature?

M. Broussais, que je ne saurais citer trop

souvent, parce que les services qu'il a rendus à l'humanité sont immenses, a été le premier qui, attaquant de front le système des fièvres essentielles, ait évidemment démontré la fausseté de cette doctrine; et les erreurs qu'elle entraînait à sa suite. C'est à lui que la science doit les améliorations sans nombre apportées à la pathologie interne. C'est à lui que les jeunes praticiens qui ont eu le bonheur de suivre ses leçons, doivent l'avantage de se fourvoyer le plus rarement possible, tant il a mis de précision dans la dénomination des maladies auxquelles l'espèce humaine est sujette. Enfin, pour revenir à mon sujet, M. Broussais a remplacé le nom de fièvre bilieuse par le mot gastrite, de *gaster* estomac, et de *ite* inflammation. Ce nom, j'espère, est loin d'offrir le vague des mots *fièvre bilieuse*, qui ne donnaient qu'une idée imparfaite, confuse, erronée de la maladie, et une peine extrême pour lui approprier une médication raisonnée et convenable. En effet, le terme banal *fièvre*, je ne saurais trop le répéter, n'est évidemment qu'un symptôme qui accompagne telle ou telle lésion, et n'est point une maladie essentielle.

Les auteurs ont donné différens noms à la fièvre gastrique; je vais les rapporter pour mémoire seulement, car aucun d'eux n'est propre à donner une idée certaine du lieu où réside l'altération des phénomènes physiologiques, non plus que de la nature de celle-ci.

Hippocrate, Stoll, Tissot, Selle, l'ont appelée *febris biliosa;* Galien, *synochus biliosa;* Baillou, *febris gastrica*, et Pinel, *fièvre méningo-dastrique.* On ne peut révoquer en doute l'insuffisance de ces diverses synonymies, aussi bien que la nécessité où l'on est d'écarter des livres indispensables à l'étude de la médecine, tout ce remplissage d'érudition, qui ne sert qu'à embarrasser non-seulement les élèves, mais encore les médecins, qui, entraînés tant par la position sociale que par le mérite de leurs auteurs, suivent tant bien que mal une route tracée d'une manière confuse, et frappent souvent au hasard la maladie ou le malade.

Les causes de la gastrite sont prédisposantes ou éloignées, et occasionelles ou prochaines. Parmi les premières sont le tempérament bilieux, la saison de l'été, une température chaude et humide, l'usage d'alimens difficiles à digérer, et principalement les corps gras, l'abus du vin et des liqueurs spiritueuses, etc.

Les causes prédisposantes peuvent devenir occasionelles, si elles sont intenses, et si leur action se prolonge pendant un laps de temps considérable. De ce nombre sont : l'ivresse, la suppression de la transpiration, l'usage des boissons très-froides ou à la glace, un accès de colère, etc. Les anciens, et même quelques médecins modernes, attribuent la fièvre méningo-gastrique à une âcreté de la bile et à sa surabondance; mais les médecins physiologistes, raisonnant les faits et les appréciant à leur juste valeur, ont parfaitement senti que la maladie dont il s'agit était le résultat d'une cause irritante qui avait porté son action sur la muqueuse de l'estomac, de manière à en altérer les fonctions; que cette cause, venue de l'extérieur, avait agi directement ou indirectement sur la surface interne de cet organe; ou bien qu'une réaction nerveuse, occasionée par une affection morale profonde, avait produit le même effet. Toujours est-il que la gastrite n'est autre chose qu'une inflammation de la membrane muqueuse de l'estomac, et que la fièvre qui l'accompagne, et que les anciens avaient prise pour l'être morbide, n'en est qu'un symptôme qui, par parenthèse, est assez insignifiant. En effet, les pulsations artérielles qui se manifestent dans cette maladie par la force et l'ampliation ont, à peu de chose près, cela de commun avec celles occasionées par la phlebo-artérite et par beaucoup d'autres affections. Enfin, ce qu'il y a d'étonnant, c'est qu'on ait pu un seul instant considérer comme une fièvre essentielle une irritation de l'estomac, bien qu'il fût facile de constater celle-ci par l'autopsie des sujets qui avaient succombé à cette affection. Il est vrai que les médecins les mieux famés ayant commis cette erreur, les docteurs de l'ère nouvelle n'ont osé aborder cette matière ou ne l'ont fait qu'avec crainte, et il est à croire que, sans le génie broussaisien, la pathologie interne serait restée enfouie long-temps encore dans un dédale d'erreurs, d'où elle n'aurait surgi qu'avec une peine excessive et par la suite des temps.

La fièvre bilieuse ou méningo-gastrique,

que je désignerai désormais sous son véritable nom de gastrite, a été divisée par tous les partisans des fièvres en embarras gastrique ou stomacal, en embarras intestinal, en choléré ou cholera-morbus, en fièvre bilieuse continue, rémittente et intermittente.

Une première erreur a dû nécessairement en entraîner une foule d'autres. De là le besoin de toutes ces divisions propres seulement à jeter du vague dans l'étude de la médecine, sans la rendre plus facile et plus sûre. De là encore la nécessité de cette agglomération de symptômes qui accompagnent chacune de ces divisions, et qui la plupart leur sont communs. Ces différentes dénominations, au reste, ne peuvent fournir aucune lumière sur la maladie existante, et sont propres à fourvoyer quelquefois le jeune médecin, au point de lui faire entrevoir de fausses indications. En effet, les mots *embarras stomacal*, *embarras intestinal*, ne peuvent donner d'autre idée, si ce n'est que ces organes sont surchargés d'une matière quelconque, de laquelle il faut les débarrasser au moyen des vomitifs ou des purgatifs. Telle était du temps de Galien, et telle est encore aujourd'hui, l'opinion la plus générale parmi les partisans des fièvres essentielles. Vient ensuite le *cholera-morbus*, qui ne désigne autre chose, si je ne me trompe, qu'une maladie occasionée par un accès de colère. Or, comme beaucoup d'affections morbides peuvent provenir de cette même cause, il serait assez difficile, au seul énoncé des mots *cholera-morbus*, de se rendre raison de ce que les auteurs veulent entendre par ce composé de grec et de latin. Au surplus, le choléré, bien qu'il puisse compliquer la gastrite, peut aussi exister seul; et, comme il a son siége sur la muqueuse du côlon, le nom de *colite*, donné par M. Broussais, lui convient à merveille et remplit parfaitement son but, puisqu'à lui seul il suffit pour donner des notions certaines sur la nature et le siége de l'affection, et par-là indiquer le traitement à employer.

Quant aux adjectifs *continu*, *rémittent* et *intermittent*, que l'on joint aux mots fièvre bilieuse, il ne leur manque que de les faire rapporter au substantif *gastrite* pour qu'ils aient une signification réelle et précise. Ainsi, on dira gastrite continue, rémittente ou intermittente, selon que l'irritation de l'estomac sera caractérisée par sa continuité, ou qu'elle offrira tantôt une rémission et d'autres fois une intermission bien patente des phénomènes morbides.

La gastrite est précédée d'une foule de symptômes que l'on a nommés précurseurs, et dont la majeure partie est commune à un grand nombre de maladies. Je laisserai donc de côté ce remplissage inutile pour ne m'occuper que des phénomènes qui caractérisent cette maladie, certain que je suis que dans leur énumération je trouverai des armes contre la fièvre bilieuse essentielle.

La peau offre une chaleur mordicante et âcre au toucher; le pouls est fort, fréquent; le malade éprouve une céphalalgie sus-orbitaire souvent fort intense, une douleur plus ou moins vive à la région épigastrique, et qui augmente par l'action du toucher; nausées, éructations, et quelquefois des vomissemens de matières verdâtres; soif très-vive et appétence des boissons acides; bouche amère, langue jaunâtre au centre, mais rouge à la pointe et sur les bords; diarrhée ou constipation; les urines font éprouver, lors de leur émission, une chaleur brûlante; elles sont épaisses et colorées, mais ne déposent aucun sédiment; il y a du délire quelquefois.

A la lecture de cette série de phénomènes morbides, il est difficile de concevoir l'extrême aveuglement des sectaires de Galien, de Brown, etc.; ou plutôt on doit s'étonner que l'on ne soit pas parvenu plus tôt à la connaissance du vrai : car la majeure partie des symptômes ci-dessus démontre, on ne peut mieux, que la maladie qui les a produits est une inflammation de la membrane muqueuse de l'estomac; et que les autres, rapportés loin du siége de la maladie, résultent des nombreuses sympathies que cet organe, l'un des plus essentiels à la vie, a avec presque tous ceux contenus dans les trois cavités splanchniques, tant par la longue continuité de la méninge gastrique que par le système nerveux.

On pourrait, pour préciser autant que possible, faire deux classes de ces symptômes, et appeler les uns caractéristiques et les autres adjuvans ou corroborans. En effet, une douleur éprouvée au creux de l'estomac, et qui s'accroît par le toucher; les vomissemens de matières poracées, précédés ou non d'éructations, de nausées; la rougeur de la pointe et des bords de la langue, ne peuvent être et ne sont en effet que la suite d'une irritation de la muqueuse gastrique; car là où il y a douleur, il y a irritation, et là est aussi un afflux plus considérable de sang qu'à l'état normal. De sorte que, irritation et engorgement plus ou moins considérable des vaisseaux sanguins de quelque partie que ce soit, sont, à mon avis, à peu près une seule et même chose. Par conséquent, ces symptômes, qui caractérisent si bien cet état anormal, peuvent bien être appelés caractéristiques ou pathognomoniques.

Les autres symptômes, que j'appelle adjuvans, sont la conséquence des premiers. En effet, la céphalalgie frontale, la chaleur âcre de la peau, la force et la fréquence du pouls, la soif, le désir des boissons acides, les caractères offerts par l'urine, la constipation ou la diarrhée, ne pourraient à eux seuls faire reconnaître une gastrite; mais, par leur union avec les premiers symptômes, ils viennent corroborer l'idée de l'existence de l'inflammation de la muqueuse de l'estomac. Si on voulait les analyser tous les uns après les autres, on se convaincrait qu'ils sont le résultat d'une irradiation de l'irritation de la membrane interne du gaster.

Maintenant, si, ne tenant aucun compte de la douleur épigastrique, qui à elle seule indique le traitement à suivre, le médecin persiste à ne voir dans cette maladie que le produit de saburres accumulées dans l'estomac, ou un amas de matières bilieuses devenues âcres, et que, pour combattre cet état, il emploie les évacuans par le haut ou par le bas, l'affection morbide devra nécessairement s'aggraver, bien que d'après sa manière de voir il ait agi rationnellement; mais étant parti d'un faux principe, c'est-à-dire ayant confondu l'effet avec la cause, ou plutôt ayant attribué à celui-là l'inflammation de la muqueuse gastrique, tandis qu'il n'en était que le résultat, la maladie ne pouvait que faire des progrès sous l'influence d'une telle médication.

Lorsque la gastrite a été mal jugée, ou que l'on a employé un traitement curatif inopportun, les symptômes acquièrent promptement un degré d'intensité tel, que leur simple aperçu suffit pour donner lieu au pronostic le plus fâcheux. Par exemple, la langue devient sèche et brune; l'urine, plus foncée en couleur, dépose un sédiment briqueté; il survient des déjections alvines fétides; la peau est sèche et brûlante, quelquefois elle se teint en jaune; le malade est en proie à une insomnie fatigante, d'autres fois à un délire effrayant; la région de l'estomac est tendue et très-douloureuse; le foie participe également à cette excitation; la soif, la sécheresse de la gorge, la céphalalgie, deviennent insupportables; le pouls qui, vers le 3e et même le 4e jour, avait offert une rémission assez sensible dans son accélération et dans sa force, devient petit et concentré; la peau se couvre quelquefois d'une transpiration visqueuse, qui précède ordinairement l'apparition d'exanthèmes cutanés. Enfin, le malade finit par succomber, lorsque la plupart du temps on aurait pu le guérir, si l'on avait opposé à sa maladie un traitement convenable.

L'inflammation de l'estomac se termine ordinairement, lorsqu'elle est bien soignée, du septième au onzième jour; mais, dans le cas contraire, elle se complique facilement d'un état que l'on appelle ataxique ou adynamique, selon que les symptômes qui l'accompagnent dépendent du système nerveux, ou simulent une prostration notable des forces physiques. L'état ataxique et l'état adynamique, joints l'un ou l'autre à la gastrite, constituent une gastro-entérite des plus distinctes; mais je me réserve de parler de cette dernière maladie, lorsque je ferai le parallèle, ou plutôt la fusion de ces deux ordres de fièvres avec la gastro-entérite.

La gastrite peut aussi se compliquer d'une foule d'autres maladies; mais cela ne change rien au traitement que l'on devra employer, à moins que la maladie secondaire n'ait son siége dans un organe plus essentiel à la vie que l'estomac. Ainsi, si dans une gastrite il survenait une encéphalite bien caractérisée, cette maladie, bien que secondaire, devrait être traitée avant la gastrite; ou mieux encore, la méthode curative devrait être employée simultanément, parce que ces deux organes ayant entre eux des liaisons bien intimes, le succès n'en serait que plus prompt.

J'ai dit plus loin que la gastrite pouvait être continue, rémittente ou intermittente. Je crois avoir suffisamment décrit la gastrite continue, du moins pour ce qui regarde la somme de vues générales que l'on peut avoir sur ce genre de maladie; au surplus, mon dessein n'est pas de donner une description détaillée et minutieuse, surtout de ces êtres que l'on a appelés fièvres essentielles, mais seulement de leur donner des noms mieux appropriés, et de faire changer le mode curatif à suivre.

La gastrite rémittente, variété de la gastrite continue, est une inflammation de l'estomac, qui offre chez le sujet qui en est atteint, à certaines époques de la journée, mais le plus souvent le matin ou le soir, une rémission des phénomènes morbides, sans pour cela que l'altération des fonctions dudit organe ait cessé. Les symptômes qui l'accompagnent sont les mêmes que ceux de la gastrite continue.

Lorsque la rémission est complète, ou plutôt lorsqu'il y a intermission, la gastrite s'appelle intermittente (autre variété de la gastrite continue). Alors le malade n'éprouve plus qu'une lassitude, un malaise général; le pouls est devenu régulier comme à l'état sain; la douleur épigastrique a disparu, du moins en apparence ; tous les symptômes enfin sont assoupis, c'est le mot qui convient à cet état, car à des époques à peu près fixes, en tierce, double tierce, quarte, double quarte, etc., tous reparaissent, et quelquefois avec plus de force qu'auparavant. A quoi donc peut tenir ce calme, ce mieux trompeur? Je ne saurais le dire d'une manière positive, je l'avoue, et ne veux pas, comme beaucoup d'auteurs, entasser hypothèses sur hypothèses, pour expliquer un fait que l'on pourrait presque réputer hors de l'intelligence humaine. Ce que je sais avec beaucoup d'autres, c'est que les symptômes qui accompagnent le retour d'un accès de gastrite, ressemblent trait pour trait à ceux qui caractérisaient les précédens accès. Au surplus, ce retour périodique des accès ne peut atténuer en rien la manière de voir des médecins physiologistes ; car, puisqu'après un mieux apparent, mais qui n'en est réellement pas un, les mêmes symptômes se montrent de nouveau, nul doute que l'affection ne soit toujours la même ; seulement la nature, fatiguée par les nombreux efforts qu'elle a faits en faveur du souffrant, offre, dans ce cas, l'aspect d'un gladiateur, qui, exténué par une lutte opiniâtre, cède pour reprendre bientôt le dessus avec plus d'avantage.

Dans ces momens de rémission et surtout d'intermission, l'irritation gastrique devient latente. Or, quel que soit le type de la gastrite, elle peut et doit être combattue par les mêmes moyens.

Beaucoup de médecins ont souvent opposé avec succès à la gastrite rémittente et intermittente, le quinquina et le sulfate de quinine. Moi-même, j'ai bien des fois réussi à l'aide de ces substances médicamenteuses; mais j'ai observé que la cure était loin d'être radicale, et que le malade n'avait ressaisi la santé que pour quelques jours. En effet, j'en ai vu souvent avoir plusieurs rechutes dans un très-court espace de temps, tandis que ceux qui sont soignés par la méthode antiphlogistique ne m'ont jamais donné lieu de faire la même remarque. Toutefois, je pense que le sulfate de quinine pris en lavement à des doses convenables, peut opérer une dérivation utile en tonifiant la tunique interne du gros intestin, et concourir ainsi à diminuer l'irritation gastrique. Ce moyen pourtant ne doit point faire la base du traitement, et ne doit être considéré que comme auxiliaire des antiphlogistiques. Ceux-ci devront être employés avec plus de ménagement que dans la gastrite aiguë continue, parce qu'il est probable que l'on devra en faire un plus long usage; et l'on devra les appliquer dans le temps de la rémission ou de l'intermission, pour prévenir avec plus de sûreté le retour des symptômes inflammatoires.

La nature et le siége de la gastrite aiguë étant bien connus, le traitement devient des plus faciles, et doit se borner à l'emploi de bien peu de moyens, c'est-à-dire à ceux qui sont propres à combattre directement les irritations locales, et secondés par des moyens généraux également propres à amener le résultat désiré. Ainsi, on appliquera un nombre plus ou moins considérable de sangsues sur l'épigastre, selon que l'irritation sera plus ou moins intense, et selon les forces physiques, le tempérament du sujet, etc.; des cataplasmes ou des fomentations émollientes seront appliqués sur la même région; le malade sera soumis à une diète sévère, fera usage d'une tisane adoucissante, mucilagineuse et tiède, et de lavemens émolliens.

En employant cette médication dès le début de la maladie, on peut être certain d'une guérison très-prochaine, surtout si l'on a soin de bien surveiller le malade dans sa convalescence, et de bien régler son régime, afin d'éviter les rechutes. Si une première saignée locale ne suffisait pas pour faire avorter l'irritation gastrique, il ne faut pas craindre de la renouveler autant de fois que cela sera jugé nécessaire. C'est fort souvent parce que l'on a craint de répandre trop de sang, que les malades ont succombé. Il ne faut certainement pas être prodigue de ce fluide vital; mais il faut se bien pénétrer de l'idée qu'une médication timorée est souvent la source d'une foule de maladies chroniques, et infiniment plus pernicieuse qu'une médecine trop active, parce qu'il est beaucoup de cas où l'on ne peut espérer de guérir que par des moyens curatifs très-énergiques. Au résumé, on a moins à redouter les effets d'une médecine trop active, que ceux qui sont produits par une méthode curative craintive, timide, et qui ne marche pas franchement. En effet, que résulte-t-il de ces deux traitemens opposés? Dans le premier cas, on risque d'affaiblir trop le sujet, et de se priver par-là d'un puissant auxiliaire (la nature); mais aussi on doit, en diminuant de beaucoup la masse du sang, ôter à la maladie une partie de son intensité, et s'en rendre par ce moyen plus facilement maître, si l'on n'est parvenu à la faire avorter. Dans le second cas au contraire, les évacuations sanguines étant insuffisantes pour arrêter la marche de la maladie, elle ne peut manquer de faire des progrès rapides. La nature, sur les ressources de laquelle on comptait, épiant la conduite du médecin, semble attendre que le moment soit venu de l'aider de son appui; mais ce moment ne vient pas, parce que le médecin n'ayant pas saisi les indications qu'elle lui a données au moyen du groupe de symptômes qui caractérisent l'irritation gastrique, a prescrit un mode curatif peu propre à amener la guérison : dès-lors sa lutte contre la maladie est incertaine, et celle-ci offre dans sa marche des caractères d'anomalie qui précèdent souvent une fin prochaine.

Quelques auteurs, émules de Galien et consorts, prétendent que la gastrite est occasionée par l'acrimonie de la bile, qui afflue dans l'estomac ainsi viciée, ou par une sécrétion surabondante des mucosités de la membrane interne de cet organe; et, partant de ce principe, ils pensent devoir combattre cet état par l'émétique et les purgatifs. Cette manière de voir est entièrement erronée. Mais, en supposant même que la gastrite fût le résultat de l'action desdits fluides sur la tunique interne de l'estomac, serait-il raisonnable de prescrire l'émétique pour faire cesser cette inflammation? Non sans doute; car cette substance médicamenteuse ne peut agir sur l'estomac qu'en l'irritant au point de déterminer des contractions spasmodiques assez fortes pour faire vomir. Or, je ne puis concevoir qu'un remède dont le propre est d'irriter, puisse guérir une irritation. Ainsi donc, l'émétique non-seulement ne convient pas dans le traitement de la gastrite, mais il doit être mis à l'index comme un moyen pharmaceutique propre à lui donner de l'intensité.

Les purgatifs devront également être exclus

du traitement de cette maladie, toujours par la raison que ce sont des médicamens irritans, et que leur emploi ne ferait qu'aggraver l'état du malade.

J'ai par-devers moi bon nombre d'observations de gastrites soignées par des médecins imbus des idées galléniques; et les autopsies prouvent, à n'en pas douter, que les insuccès ne doivent souvent être attribués qu'à l'erreur qui a dicté un traitement impropre à combattre les inflammations.

Je pourrais citer beaucoup de faits, tous plus concluans les uns que les autres, à l'appui de cette partie de la doctrine physiologique; mais, comme cette matière est parfaitement connue, et qu'il n'est pas un médecin de bonne foi qui n'ait eu occasion de se convaincre de la vérité, je me contenterai de rapporter ici une observation que j'ai recueillie dans un hôpital militaire où je servais en qualité de chirurgien.

OBSERVATION.

P. L., âgé de 24 ans, d'un tempérament sanguin, d'une constitution robuste, de petite stature, né dans les montagnes du Jura, entra à l'hôpital un jour que j'y étais de garde. Les réponses qu'il fit à mes questions, aussi bien que l'examen du malade, me convainquirent qu'il était atteint d'une irritation aiguë de la muqueuse gastrique. Néanmoins, son état ne m'offrant rien de bien grave, je pensai qu'il suffisait, pour le moment, de le mettre à la diète, et de lui prescrire une tisane adoucissante et un lavement émollient. Le malade passa une assez bonne nuit, et je ne remarquai le lendemain matin aucune augmentation dans les phénomènes morbides. Le médecin en chef, qui, bien que doué d'une instruction peu commune, suivait la pratique polypharmaque des médecins du nord, croyant voir dans cette affection une fièvre bilieuse occasionée par des matières saburrales contenues dans l'estomac, prescrivit, à sa visite du matin, deux grains de tartre stibié *illicò*, et une potion purgative pour le lendemain matin. Il s'ensuivit de cette médication que l'état du malade s'aggrava extraordinairement ; la douleur épigastrique augmenta de beaucoup ; le ventre qui n'était point douloureux le devint et se balonna ; il y eut des déjections alvines très-fréquentes ; la langue, les gencives et les dents, dans un état de sécheresse extrême, se couvrirent de fuliginosités ; la peau devint sèche et terreuse ; le pouls présenta par son irrégularité des phénomènes d'une anomalie bien marquée ; il survint du délire pendant la nuit du 3e au 4e jour de son entrée à l'hôpital.

Prescription du 4e jour. Vésicatoires aux extrémités inférieures, décoction de quinquina pour boisson, et potion avec les excitans diffusibles. La maladie fit, sous l'influence de ce traitement, des progrès si effrayans, que le 5e jour le délire ne quitta plus le malade, et que tous les phénomènes morbifiques devinrent intenses au point de faire craindre une fin prochaine. En effet, dans la nuit du 5e au 6e jour, L.. expira après une longue et pénible agonie.

Nécropsie. Les méninges du cerveau et l'encéphale lui-même étaient injectés, les ventricules vides; les organes contenus dans la poitrine n'offraient rien de particulier; l'estomac présentait des traces d'une inflammation des plus violentes; sa membrane interne offrait çà et là des plaques d'un rouge noirâtre bien prononcé, et vers l'ouverture pylorique, une tache gangréneuse des mieux marquées, avec un point d'ulcération au centre. L'engorgement du sytème capillaire du tube intestinal, manifestait clairement que l'irritation de l'estomac s'était propagée à la tunique interne dudit tube.

D'après les résultats obtenus par cette autopsie, il n'est pas besoin de commentaires pour prouver l'aveuglement ou plutôt l'erreur du médecin. En prenant pour une fièvre bilieuse ce qui n'était qu'une irritation de l'estomac, et en employant le mode curatif que je viens d'indiquer, la terminaison ne pouvait être autre que celle qui eut lieu; car je n'ai vu nulle part que l'on dût jeter de l'huile sur le feu pour l'éteindre.

Si au contraire, au lieu de soumettre le malade à un traitement subversif de toutes les idées d'une saine pratique, on eût combattu la gastrite par des moyens appropriés, par les antiphlogistiques, la phlegmasie de l'estomac aurait indubitablement cédé, et l'on eût obtenu une terminaison heureuse. Je vais, à l'appui de cette manière de voir, rapporter, entre mille, un fait que j'ai recueilli dans ma pratique civile.

OBSERVATION.

J. T., âgé de 19 ans, doué d'une bonne charpente osseuse, d'une force musculaire très-développée, forgeron de son état, fut pris, après un excès de boisson, d'une douleur insupportable à la région épigastrique, accompagnée de fièvre et d'une soif ardente. Appelé tout d'abord pour lui donner mes soins, je trouvai ce malheureux jeune homme en proie aux douleurs les plus aiguës qu'il rapportait à l'estomac; la langue était d'un rouge très-vif, surtout à la pointe et sur les bords; soif dévorante, peau chaude et sèche, pouls fort, plein et fréquent; céphalalgie sus-orbitaire intolérable. Je n'hésitai pas à prescrire l'application de trente sangsues sur l'épigastre, et je recommandai de mettre ensuite sur cette région, et après leur chute, un large cataplasme de farine de lin, tant pour favoriser l'émission du sang, que pour agir comme topique émollient. Je soumis le malade à une diète absolue, et le mis à l'usage d'une solution de gomme arabique pour boisson.

Le lendemain, tous les phénomènes morbides avaient diminué d'intensité, mais pas assez cependant pour faire croire à une guérison assurée. J'étais parvenu, ce qui était beaucoup, à enrayer la phlegmasie de l'estomac; mais tout chez le malade indiquait la nécessité de prescrire une seconde saignée locale. J'appliquai donc encore vingt sangsues à l'épigastre; je laissai aller l'écoulement du sang toute la journée: dans la nuit, T. but beaucoup, et mouilla deux chemises.

Le troisième jour de l'affection, le malade ne ressentit plus aucune douleur, ni à l'estomac, ni à la tête; l'état fébrile avait cessé, et la peau était d'une chaleur douce et moite;

enfin je regardai le malade comme entrant en convalescence.

Prescription. Continuation de l'eau de gomme, des fomentations émollientes sur l'épigastre, des lavemens émolliens; et pour alimens, trois bouillons coupés.

Le mieux continuant à devenir plus sensible, j'augmentai peu à peu les alimens; le huitième jour le malade sortit, et m'assura être fort peu affaibli.

ORDRE TROISIÈME.

FIÈVRE MUQUEUSE OU ADÉNO-MÉNINGÉE.

Il en est de la fièvre muqueuse essentielle comme des précédentes. Un simple narré de son historique suffira pour prouver qu'ici comme ailleurs, on a pris l'effet pour la cause, et que la maladie que les partisans des fièvres essentielles appellent fièvre muqueuse, n'est qu'une *sub-irritation* d'un point quelconque de la membrane muqueuse. Si je me sers du mot sub-irritation pour désigner cette affection morbide, c'est que l'inflammation ne se manifeste pas d'une manière aussi énergique que dans les ordres précédens. Cela se concevra facilement si l'on réfléchit que les sujets qui y sont le plus disposés sont précisément ceux chez lesquels le système sanguin a le moins d'action, ou plutôt chez lesquels la lymphe prédomine; tels que les enfans, les femmes, les vieillards, etc.: mais pour être moins active, ce n'en est pas moins une irritation.

La fièvre muqueuse a reçu différentes dénominations, mais aucune ne désigne d'une manière précise la nature de la maladie; seulement elles s'accordent toutes à en placer le siége sur la membrane muqueuse. Ainsi, Ræderer l'appelle *morbus mucosus*; Sarcone, Wagler, fièvre glutineuse gastrique; Stoll, fièvre pituiteuse; Pinel, fièvre adéno-méningée.

Wagler, le pyrétologiste de prédilection de Pinel, pour son Traité des fièvres muqueuses, regarde cette fièvre comme un moyen que la nature emploie pour résoudre les embarras muqueux du tube intestinal, ou plutôt pour faire cesser après un temps déterminé, l'irritation de la membrane interne du canal alimentaire. Or, il reconnaît que la fièvre muqueuse est une irritation, et que son siége est sur la membrane interne de l'estomac et des intestins. Toutefois, comme l'inflammation n'est pas toujours bien franche, bien caractérisée, je crois que la dénomination de sub-irritation gastro-intestinale remplacera bien toutes les synonymies des différens auteurs qui ont traité ce sujet. En effet, les mots *sub-irritation* instruiront suffisamment le praticien, qu'il doit se garder d'augmenter cette disposition à l'irritation, en mettant l'organe sub-irrité en contact avec des médicamens excitans ou toniques.

Quelquefois les sujets atteints de sub-irritation gastro-intestinale n'accusent aucune douleur, bien qu'ils présentent tous les phénomènes qui caractérisent cet état morbide. Dans ce cas, la phlegmasie est latente; mais elle ne tarderait pas à se dénoter par de la douleur, si l'on faisait prendre au malade le moindre médicament irritant. Il faut donc prendre garde de se laisser imposer par cet aspect trompeur d'atonie; il faut agir comme s'il y avait un point douloureux à l'épigastre ou à l'abdomen. Chez d'autres individus, l'irritation se manifeste à la membrane buccale, à la muqueuse des bronches et des poumons, à la vessie, aux glandes mésentériques. Dans ce cas, si l'irritation d'une des parties désignées existait seule, ou avant l'irritation de la tunique interne de l'estomac et des intestins, elle devrait être regardée comme une phlegmasie locale, que l'on combattrait alors d'une manière directe; mais si elle a suivi l'apparition des phénomènes gastro-intestinaux, elle doit être considérée comme dépendante de cette dernière irritation, et dès-lors les soins seront uniquement dirigés contre la phlegmasie de l'estomac et des intestins, parce qu'en obtenant la guérison de cette dernière, on peut être persuadé que l'on fera disparaître en même temps l'irritation consécutive. Au surplus, quel que soit le point de la muqueuse affecté, l'irritation doit être combattue partout où elle se trouve, et d'une manière plus ou moins énergique, selon le plus ou moins d'intensité qu'elle présente.

Les auteurs ont défini la fièvre muqueuse, une pyrexie continue qui dure de quatorze à vingt et un jours, et qui a des exacerbations distinctes et régulières; caractérisée par des frissons sans tremblement, une chaleur modérée, des exacerbations nocturnes, des vomissemens spontanés d'un liquide visqueux et insipide, un assoupissement continuel, des douleurs contusives dans les membres, des sueurs d'une odeur acide.

Cette définition pourrait bien passer pour une description succincte de la fièvre muqueuse, et pourtant toute longue qu'elle est, elle n'en donne qu'une idée très-confuse. J'ai puisé cette définition dans l'article *fièvres* rédigé par MM. Vaidy et Fournier-Pescay, tous deux médecins du premier mérite, et j'ai regretté que deux hommes doués d'autant d'érudition se soient laissés aller au désir de transcrire toutes les fièvres que l'on appelait essentielles, plutôt que de les combattre; car ils ont trop de lumières pour ne pas partager, à ce sujet, les idées médicales du jour.

J'ai déjà dit qu'il n'y a pas de fièvre muqueuse essentielle, et que ce que l'on appelait ainsi, je le désignerais par les noms plus convenables de sub-irritation gastro-intestinale. Cette affection ainsi nommée, la définition sera très-aisée à donner; il n'y aura qu'à chercher la signification des mots qui constituent cette dénomination, pour savoir qu'ils indiquent une irritation légère de la membrane muqueuse de l'estomac et des intestins.

Les causes de la sub-irritation gastro-intestinale sont : l'enfance, la vieillesse, le sexe féminin, quelquefois l'adolescence, un tempérament lymphatique, une faiblesse habituelle, l'abus des vomitifs et des purgatifs, l'automne, l'hiver, l'habitation des lieux froids et humides, et surtout lorsqu'il règne dans l'atmosphère des miasmes qui se dégagent des marais; la privation continuelle des rayons solaires, les affections morales tristes, les boissons et les alimens qui ont une propriété irritante. Ces différentes causes sont plus ou moins propres à occasioner la maladie que je traite, surtout lorsqu'elles exercent long-temps leur influence morbide sur l'économie animale. Au surplus, que l'irritation gastro-intestinale soit le résultat de telle ou telle cause, peu importe; l'essentiel est d'être convaincu que l'irritation existe, et c'est ce que nous prouvera on ne peut mieux l'exposé des symptômes qui l'accompagnent.

Symptômes. Horripilation aux pieds le soir,

au début de la maladie, suivie d'un froid plus ou moins vif et sans tremblement; céphalalgie frontale, vertiges et trouble dans les idées; nausées, vomissement spontané de matières fades et acides; chaleur ardente pendant la nuit; langue blanche, humide; aphtes dans l'intérieur de la bouche; augmentation de la sécrétion de la salive, qui, devenue très-visqueuse, a perdu de sa saveur, et affadit l'organe du goût; soif modérée, anorexie, toux légère et suivie d'une expectoration facile de crachats muqueux, qui, par leur accumulation dans les bronches, rendent la respiration difficile et quelquefois stertoreuse; douleur légère à l'épigastre, mais plus forte à l'abdomen qui est distendu par des gaz; coliques, borborygmes, constipation ou diarrhée de matières alvines quelquefois striées de sang; vers rendus par la bouche ou par l'anus; pouls mou et à peine accéléré; peau sèche le plus ordinairement. Quelquefois cependant il survient, durant le sommeil, des sueurs partielles qui répandent une odeur âcre; urine colorée et limpide dans les premiers jours, puis limoneuse et déposant un sédiment cendré, et émise quelquefois avec douleur. Parfois il se manifeste dans le courant de la maladie, et durant la nuit, des exanthèmes qui disparaissent et qui se reproduisent alternativement; l'aspect du malade offre un être en proie à la tristesse, à la plus vive inquiétude.

Les partisans des fièvres essentielles, les *fébrimanes*, si je puis me servir de ce mot, s'étaient retranchés derrière l'ordre des fièvres muqueuses, comme un palladium à l'appui de leur système. Ils ne prévoyaient pas que ce même ordre, qu'ils croyaient inattaquable, avait aussi son côté faible, et que là, comme ailleurs, le succès des idées broussaisiennes était certain.

La prétendue fièvre adéno-méningée s'annonce par des vomissemens de mucosités visqueuses, rendues en assez grande abondance. D'où vient l'augmentation de la sécrétion de la membrane muqueuse des bronches et de l'estomac, si ce n'est de l'irritation de cette membrane? L'estomac se contracte, et parvient, après quelques efforts, à expulser ces mucosités. Qui donc occasione les contractions de cet organe, si ce n'est l'irritation dont il est atteint, et qui ne lui permet pas de garder dans sa capacité le surplus des mucosités qu'il a sécrétées?

Les pyrétologistes regardent la fièvre muqueuse comme une maladie de débilité; mais alors les organes frappés d'atonie doivent être inertes en quelque sorte, et l'estomac, principal siége du mal, devrait ne pouvoir se contracter au point surtout de donner lieu à des vomissemens. Mais continuons : il y a souvent dans la fièvre muqueuse, tantôt douleur à l'épigastre, tantôt à l'abdomen, et quelquefois à ces deux régions. Conçoit-on qu'une ou deux parties puissent être douloureuses, sans que là il y ait irritation? Lorsque le sujet n'est pas constipé, les selles sont muqueuses, liquides et teintes de sang. Certes, des selles de cette nature sont bien le produit d'une irritation, on ne saurait le nier; car non-seulement dans ce cas, la muqueuse intestinale remplit mal ses fonctions, puisque sa sécrétion est augmentée, ce qui ne peut être que le résultat de l'irritation dont elle est atteinte; mais encore il est probable que la muqueuse a dans son étendue quelque point ulcéré, et que c'est de là que s'échappe cette sanie sanguinolente qui teint les matières; ou bien encore que quelque radicule artérielle ou veineuse, étant trop distendue par l'afflux du sang (et il ne peut y avoir afflux de ce liquide sans qu'il y ait irritation), se déchire, se rompt, et y donne jour.

Je pourrais, en poursuivant l'analyse des principaux symptômes, en trouver plusieurs autres qui ne peuvent dépendre que d'une irritation; tels que la céphalalgie, les vertiges, le trouble dans les fonctions de l'intellect, la toux, la chaleur et la douleur que l'on éprouve en urinant, etc.; mais il n'en faut pas tant pour convaincre chacun que la fièvre muqueuse, ou comme on voudra l'appeler, n'est point une maladie atonique, et que son essence est au contraire inflammatoire.

L'inflammation de la muqueuse gastro-intestinale réagit sur toute l'étendue du système muqueux, elle est donc plus divisée; et c'est probablement ce qui la fait paraître moins franche que toute autre inflammation locale, surtout si l'on considère qu'elle exerce son action sur des sujets chez lesquels la lymphe prédomine.

La fièvre muqueuse dure quinze ou vingt jours, et se termine ordinairement par des vomissemens, par des déjections alvines, par des sueurs répandant une odeur acide, par une urine déposant un sédiment briqueté. Mais cette durée de quinze ou vingt jours, et ces diverses sécrétions critiques, ne peuvent-elles pas être attribuées à une médication tonico-excitante? Cette maladie durerait-elle autant, si on lui opposait un traitement adoucissant et légèrement antiphlogistique? Pour moi, je suis presque persuadé qu'en soumettant tout simplement le malade atteint d'une fièvre muqueuse aux émolliens internes et externes, on hâterait de beaucoup la guérison, et que l'on épargnerait à la nature les nombreux efforts qu'elle fait pour juger la maladie.

La fièvre muqueuse, ou plutôt la sub-irritation gastro-intestinale, prend volontiers, ainsi que la gastrite, les types continu, rémittent et intermittent; mais cela ne change nullement la nature de la maladie, seulement le malade y gagne quelques momens de demi-repos ou de repos complet.

La sub-irritation gastro-intestinale peut se compliquer avec une foule d'affections morbeuses, et alors la maladie secondaire est caractérisée par des phénomènes particuliers qui lui sont propres, et qui servent à la faire reconnaître.

Le traitement de la sub-irritation gastro-intestinale est indiqué par la seule définition de cette maladie. Il doit consister dans l'emploi des boissons adoucissantes, des lavemens émolliens, des topiques émolliens sur la région pelvienne, et des sangsues sur l'estomac ou sur le bas-ventre, suivant que c'est à l'une ou à l'autre de ces régions que le malade accuse de la douleur. On ne peut préciser le nombre de sangsues à appliquer, c'est au discernement du praticien à prescrire s'il en faut peu ou beaucoup. Lorsqu'il n'y a pas de point douloureux, les émolliens à l'intérieur et à l'extérieur suffisent pour amener une guérison aussi prompte que sûre.

Les zélés défenseurs des fièvres essentielles, attribuant la fièvre muqueuse à la quantité de glaires, de mucosités que sécrète la membrane interne de l'estomac et de l'intestin, et ne voyant là qu'une maladie atonique, ont pensé que cette maladie ne pouvait être combattue que par des médicamens propres à chasser au dehors cet amas d'humeurs. Les vomitifs, les purgatifs ont été employés par eux à profusion, et enfin, pour rendre un peu d'énergie à la membrane qu'ils supposaient frappée de débilité, ils ont recours aux toniques. Ce mode curatif serait très-rationnel, si l'affection de la muqueuse gastro-intestinale était due à une faiblesse de cet organe, si l'augmentation de la sécrétion des mucosités pouvait dépendre d'une autre cause que de l'irritation de cette membrane; mais il est notoire, il est patent que les pyrétologistes sont dans l'erreur, et qu'un traitement excitant et tonique ne peut que prolonger, aggraver même la sub-irritation gastro-intestinale. Je fournirai un dernier argument à l'appui de ce que j'avance, et je le tirerai d'un auteur classique des plus estimés. Pinel, dans sa *Nosographie philosophique*, 1re édition, tome 1er, page 53, dit avec Wagler, que pour faire cesser l'irritation de la membrane interne du conduit alimentaire, irritation occasionée, selon eux, par la présence des mucosités, qui, par un plus long séjour dans l'estomac et les intestins, pourraient l'augmenter, il est urgent de prescrire les vomitifs et les purgatifs, afin d'expulser ces matières irritantes : ils reconnaissent donc qu'il y a irritation. Appuyé de deux autorités aussi puissantes, je ne crains plus que l'on révoque en doute que la fièvre muqueuse soit une sub-irritation gastro-intestinale. Si une chose doit étonner, c'est que Wagler et Pinel, deux savans aussi distingués et doués d'autant de discernement, tout en reconnaissant l'irritation de la tunique interne de l'estomac et des intestins, l'aient attribuée à la présence, dans le conduit alimentaire, des mucosités sécrétées par cette même membrane, tandis que ce surcroît de mucosités n'en est que le résultat. Leur erreur les a conduits, ainsi que leurs partisans, à employer les évacuans irritans, ce qui était loin de remplir les indications prescrites par une maladie du ressort des inflammations.

ORDRE QUATRIÈME.

FIÈVRES ADYNAMIQUES OU PUTRIDES.

Ces deux dénominations sont aussi impropres, aussi peu convenables, aussi trompeuses l'une que l'autre. La première, composée de l'*a* privatif des Grecs, et de δυναμις, force, puissance, fait de cette affection une maladie atonique que caractérise une prostration extrême des forces physiques. Il est vrai que l'aspect du malade pourrait faire croire à cette débilité, à cette espèce d'anéantissement des forces musculaires; mais cette débilité n'est qu'apparente : elle provient d'une inflammation intense de la tunique interne du tube alimentaire, qui, étroitement liée par le système nerveux à l'encéphale, le fait participer à son irritation, et le contraint à une réaction qui porte plus spécialement sur les forces musculaires, de telle façon que toute l'habitude du corps paraît frappée de faiblesse excessive, de torpeur. En effet, tout le monde médical sait parfaitement combien sont nombreuses les actions sympathiques de l'estomac et des intestins sur le *sensorium commune*, *et vice versâ*; et que c'est de cette action réciproque que résultent souvent des complications fâcheuses, lorsque l'un de ces organes est affecté. Au surplus, personne n'ignore que les individus que l'on dit atteints d'adynamie ont besoin d'être surveillés; car, malgré cette faiblesse apparente, on les voit se lever, marcher avec rapidité, et s'approcher des croisées, d'où ils pourraient se précipiter : aussi est-on souvent obligé, pour prévenir des accidens fâcheux, de leur mettre le gilet de force.

Ainsi, je pense consciencieusement que cette débilité, que l'on dit être le principal caractère de la fièvre adynamique, n'est qu'apparente, ou plutôt qu'elle n'existe pas; et il est très-facile de surmonter les difficultés dont paraît hérissée la thèse que je prétends soutenir.

Dans cette affection, l'épigastre et l'abdomen sont toujours le foyer d'une chaleur brûlante, excessive, et le siége d'une douleur extrêmement aiguë; le pouls est ordinairement petit, déprimé, et le cerveau dans un état complet de sommeil, si je puis m'exprimer ainsi. Que l'on fasse dans ce cas une forte application de sangsues sur les régions gastro-pelvienne, et l'on verra, à mesure que le sang coulera, cesser peu à peu tous ces phénomènes de débilité, et le malade recouvrer l'usage de ses muscles et de son intellect. D'où vient donc cet état de débilité, puisqu'une évacuation sanguine le fait disparaître, lorsqu'elle devrait au contraire concourir à le faire augmenter? Peut-on dès-lors concevoir et soutenir l'existence réelle de cette débilité? Voici, je crois, la seule manière dont on puisse l'expliquer avec quelque vérité. La violence de l'irritation gastro-intestinale occasione sympathiquement l'engorgement des vaisseaux cérébraux, l'irritation du cerveau et de ses enveloppes; alors cet organe cesse de digérer les idées, de donner l'impulsion accoutumée aux organes de la vie de relation, de sorte que le malade tombe dans un état d'affaissement, état qui n'est qu'apparent pour le praticien exercé et qui observe judicieusement. Cette théorie est, je crois, d'une grande exactitude, et serait adoptée par tous les fébrimanes, si elle ne détruisait de fond en comble la possibilité de l'existence de l'adynamie, accompagnée de phénomènes inflammatoires.

La qualification de putride, donnée à cet ordre de fièvres par les médecins humoristes, doit être rejetée ainsi que celle d'adynamique, mais par d'autres motifs.

Les putridistes ont tiré cette dénomination de la fétidité de l'haleine, des sueurs, de l'urine et des déjections alvines, de la couleur verdâtre du sang tiré des veines, et de la décomposition subite des corps après la mort. La plupart de ces phénomènes sont communs à d'autres maladies, et d'autres peuvent être dus à un état particulier de l'estomac, même à l'état sain; les autres sont le résultat de la destruction, et peuvent être observés sur tous les cadavres en général. Il est cependant un symptôme, les pétéchies, qui aurait pu faire croire à la putridité ; mais, outre qu'il n'est pas exclusif à cette maladie, son apparition n'a lieu ordinairement que du cinquième au septième jour de la maladie, tandis qu'il devrait paraître tout aussitôt, puisque c'est principalement ce caractère qui lui a valu le nom de fièvre putride. Comment se fait-il que ce phénomène pathognomonique ne se présente pas, lorsque ladite fièvre adynamique est soignée dans le principe d'une manière convenable ?

Au surplus, il est très-aisé d'expliquer l'apparition des pétéchies, et de prouver qu'elles ne tiennent nullement à un état de putridité. La membrane muqueuse en général, et particulièrement celle qui revêt l'intérieur de l'estomac et des intestins, a une affinité telle avec le système cutané, qu'elle paraît n'en être que la continuation. Or la gastro-entérite (car c'est ainsi que le savant M. Broussais désigne ce que l'on appelait fièvre adynamique, fièvre putride) étant une irritation de la muqueuse gastro-intestinale, on conçoit que, si cette irritation est très-intense, la peau, par les liaisons intimes qu'elle a avec cette membrane, puisse en quelque sorte être le miroir refléteur de l'irritation interne, et présenter à cet effet des pétéchies sur différentes parties du corps. Mais cette éruption pétéchiale ne paraît en général que lorsque le médecin n'a pas été appelé assez à temps pour faire avorter l'inflammation, ou bien que l'on a employé pour la combattre, des moyens insuffisans, ou propres à l'augmenter.

C'est donc par erreur que les médecins humoristes ont donné à cette affection morbide la qualification de fièvre putride.

Ainsi, les épithètes adynamique, putride, jointes au mot fièvre, sont : la première, dangereuse, parce qu'elle pourrait faire croire à une prostration de forces qui n'existe pas, et occasioner des erreurs pernicieuses aux malades ; et la deuxième, vague autant qu'insignifiante, ne caractérise rien, et n'est propre qu'à effrayer les personnes qui entourent les malades, et ceux-ci par contre-coup, lorsqu'on a l'indiscrétion de parler devant eux de leur état. La fièvre dite putride a fait tant de ravages, que son seul nom, prononcé devant le peuple, fait sur lui un effet magique et le terrifie d'effroi. Ces mots fièvre adynamique, fièvre putride, ne sont bons au surplus qu'à faire image, qu'à faire tableau; ils tranchent trop du grandiose, tandis qu'en médecine l'essentiel est d'être intelligible, de préciser bien les faits, et d'écarter surtout tout ce qui peut faire naître l'erreur.

La fièvre adynamique a reçu différentes dénominations par les auteurs qui l'ont méditée, et qui nous ont transmis le fruit de leurs réflexions. Galien, Emeric, Rolfink, de Schobelt, Huxham, etc., l'ont nommée fièvre putride; Grant, synoque putride; Brown, Roeschlaub, Horn, fièvre asthénique; Pinel et M. G. Roux, fièvre adynamique. MM. Fournier-Pescay et Vaidy, médecins fort distingués, rédacteurs de l'article *fièvre* du *Dictionnaire des Sciences médicales*, n'admettent pas de fièvre adynamique essentielle, et disent l'avoir cherchée en vain dans les hôpitaux. Seulement, ils disent avoir vu souvent les fièvres gastrique, muqueuse et typhode, compliquées d'un état adynamique. Pour moi, qui ne connais pas de fièvres essentielles, et qui les regarde toutes indistinctement comme des êtres symptomatiques, je vais plus loin, et ne vois là, avec M. Broussais, qu'une irritation plus ou moins intense de la membrane interne du tube alimentaire; avec inflammation sympathique, soit des méninges du cerveau, soit de la membrane buccale, ou bien de la muqueuse pulmonaire. L'inflammation n'est qu'*une* et non multiple, ainsi que le dit M. Ribes, dans son premier volume sur l'*Anatomie pathologique ;* mais elle offre autant de variétés qu'il y a d'organes dans notre économie, attendu que la structure de ceux-ci n'est pas la même : pour lors, les symptômes communs à l'inflammation existent concurremment avec des phénomènes particuliers à l'organe affecté et à ses actions sympathiques sur d'autres organes.

Les différentes synonymies que je viens de rapporter sont toutes fallacieuses. Il était réservé à M. Broussais, que l'humanité entière doit révérer, de les remplacer par un nom qui, par sa composition, pût suffire pour donner une connaissance intime, tant de la nature et du siége de l'affection, que du mode curatif à employer pour s'en rendre maître. Ce nom est gastro-entérite, qui signifie inflammation de l'estomac et des intestins. M. Broussais a été conduit à la vérité par un esprit de recherche, qu'aidait un profond savoir; c'est par l'anatomie pathologique, c'est par l'inspection des cadavres de sujets morts à la suite de fièvres adynamiques, c'est à l'aspect des traces bien évidentes que cette maladie laissait constamment sur la membrane muqueuse gastro-intestinale, que ce médecin distingué doit d'avoir basé sa doctrine physiologique, contre laquelle certains médecins ont tant écrit, soit qu'ils l'aient mal conçue, ou qu'ils n'aient pas voulu avouer qu'ils avaient erré jusqu'alors. Au reste, cette lutte médicale, si elle a quelque peu discrédité la médecine en général, a pourtant eu son côté utile, en ce qu'elle a donné lieu à une foule d'écrits dans lesquels, à travers les écarts d'une imagination féconde, perçaient quelques bonnes idées que les médecins observateurs ont pu mettre à profit.

La fièvre que l'on a appelée jusqu'à présent adynamique, etque j'appelle, avec M. Broussais, gastro-entérite, a été fort rarement observée à l'état de simplicité, c'est-à-dire sans complication. Elle a presque toujours été décrite liée à une lésion du poumon, ou du système vasculaire sanguin, ou du cerveau.

C'est à cette dernière complication qu'est due cette espèce d'asthénie des forces musculaires qui caractérise cette maladie.

Les partisans des fièvres essentielles ont donné la description de beaucoup d'épidémies de fièvres adynamiques compliquées, tantôt de fièvre gastrique, ou de fièvre muqueuse, ou de fièvre typhode. Mais il est à remarquer que d'autres médecins, qui ont observé ces mêmes épidémies, ont varié sur la manière de placer les épithètes gastrique, muqueuse, adynamique et typhode, savoir avant ou après, soit en raison de leurs opinions médicales, soit en raison de la difficulté que le diagnostic avait offerte pour préciser quelle affection avait débuté la première. Si la fièvre adynamique a souvent été vue liée à la fièvre gastrique, à la fièvre muqueuse, c'est que ces trois maladies peuvent résider également sur la muqueuse du tube alimentaire. Quant aux phénomènes qui établissent le diagnostic de l'adynamie, ils sont dus à l'excès d'irritation de la muqueuse intestinale et à son action sympathique sur le cerveau, qui dès-lors suspend ses fonctions ou les remplit mal. Cela est si vrai, que j'ai vu souvent des individus atteints de gastrite ou de sub-gastro-entérite, dont la maladie avait été traitée par des Purgons, se revêtir promptement de tous les caractères de l'adynamie, parce qu'on avait augmenté l'inflammation de l'estomac et des intestins par un traitement incendiaire.

La complication de la fièvre adynamique avec la fièvre typhode a été souvent observée dans les grands rassemblemens d'hommes, dans les camps, les hôpitaux, les prisons, etc.; mais ce qu'il y a de remarquable, c'est que non-seulement les médecins des armées n'ont pas toujours été d'accord pour déterminer l'affection primitive, mais encore que les uns appelaient fièvre adynamique la fièvre typhode, tandis que les autres appelaient fièvre typhode la fièvre adynamique.

Ce qu'il y a de certain, c'est que les symptômes de la fièvre adynamique sont également ceux de la fièvre typhode; seulement, cette dernière a de plus des phénomènes qui dénotent que les voies pulmonaires participent à l'affection première, et, en outre, les symptômes cérébraux ont plus d'intensité.

Je crois avoir déjà démontré que la fièvre

adynamique n'est autre qu'une gastro-entérite. Ne serait-il pas possible que ce que l'on nomme fièvre typhode fût aussi une semblable irritation, mais qui irradierait sur la muqueuse pulmonaire? Je me propose de traiter plus loin cette question aussi importante que délicate, et j'espère pouvoir la résoudre affirmativement.

Les causes de la gastro-entérite sont : un séjour permanent dans les lieux bas, humides et privés des rayons solaires; un air non renouvelé et chargé de miasmes délétères; la disette ou un mauvais régime, les excès en alimens et en boissons spiritueuses, l'ennui, les affections morales profondes, la crainte, le passage spontané d'un climat à un autre, à d'autres habitudes, et à un changement de régime; l'encombrement des prisons, des casernes, des camps; la malpropreté, la continuation trop prolongée des temps pluvieux; une fatigue excessive, l'âge adulte, un tempérament bilieux-sanguin, la présence des vers intestinaux, etc. On voit que toutes ces causes sont, hors un petit nombre, communes à la gastrite, à la sub-gastro-entérite, et que par conséquent leur action doit se porter spécialement sur le siége desdites affections morbides.

Il est vrai que l'inflammation offre, dans la gastro-entérite, quelque différence dans ses signes diagnostiques, avec ceux de la gastrite et de la sub-gastro-entérite; mais cela tient à son plus d'intensité, qui résulte elle-même d'une action prolongée et plus forte des causes prédisposantes et des causes occasionelles, et de quelques circonstances particulières qui ont présidé à son apparition. Au surplus, l'inflammation peut présenter nombre de variétés, quelquefois sur le même organe, et produire des phénomènes qui pourraient faire croire, dans certains cas, à sa non-existence, en simulant une prostration extrême des forces; mais le médecin éclairé ne se laisse pas imposer, surtout s'il observe bien la nature, ce puissant aide qui ne manque pas de lui déceler, par quelque épiphénomène, le vrai caractère de la maladie.

Les médecins qui ont écrit sur la fièvre adynamique, gastro-entérite, lui ont alloué une infinité de symptômes, parce qu'ils ont eu rarement l'occasion de l'observer à son état de simplicité, en raison des nombreuses sympathies que le siége de cette maladie a avec la plupart des organes les plus essentiels à la vie. De plus, comme d'après l'ancienne manière de voir en médecine, il leur était très-difficile de bien établir le diagnostic de la fièvre adynamique, parce qu'ils étaient partis d'un faux principe, la débilité, ils ont dû grouper autour de cet être imaginaire tous les phénomènes qui se présentaient, soit qu'ils fussent pathognomoniques, ou bien qu'ils fussent communs à une foule d'autres maladies. Cependant on aurait pu, ce me semble, et l'on devrait aujourd'hui ne prendre pour symptômes des maladies, ne regarder comme tels, que ceux propres à déterminer, autant que possible, d'une manière précise, l'organe affecté et le genre d'affection. De cette manière on écarterait ce fatras de phénomènes communs à beaucoup de maladies, qui ne servent qu'à remplir des pages et à embrouiller une science qui a tant besoin d'être claire et intelligible pour être bien conçue.

Toutefois, comme j'ai entrepris de prouver que la fièvre adynamique, au lieu d'être une maladie atonique, n'est au contraire qu'une irritation très-forte de la membrane muqueuse de l'estomac et des intestins, je vais transcrire la longue série de symptômes qui l'accompagnent, et que les différens auteurs ont répétés à l'envi, parce que j'espère y trouver des preuves à l'appui de mon opinion.

Pinel dit qu'au début de la maladie, il y a d'abord de légers frissons, douleur de tête gravative, vertiges, abattement, morosité, sommeil fatigant et troublé par des rêves, prostration des forces, langue blanche, visqueuse et humide les premiers jours; pouls petit et faible, respiration gênée; mais ces symptômes prennent bientôt de l'accroissement, et c'est ordinairement après le premier septénaire. Alors, soif plus ou moins vive, désir des boissons acides, développement des pulsations carotidiennes, avec alternatives de rougeur et de pâleur au visage; yeux rouges, trouble des fonctions de l'entendement; la langue, les gencives et les dents couvertes d'un enduit fuligineux; urine épaisse, fortement colorée en rouge, et déposant un sédiment briqueté; diarrhée, surdité, peau sèche et âcre, quelquefois moiteur générale, décubitus sur le dos. Si la maladie dépasse le second septénaire, alors, pouls très-faible et tremblotant; langue desséchée, dure, avec des fissures, perte de ses mouvemens, et sons inarticulés; plus de sentiment de soif; éruption de pétéchies rouges, livides ou noirâtres; quelquefois, hémorragies diverses, stupeur et affection soporeuse, yeux ternes, délire taciturne, destruction comme graduée de la sensibilité et de l'irritabilité, escarrhes gangréneuses au sacrum, aux trocanters; face hippocratique, et extinction totale de la vie.

On doit s'étonner que Pinel, qui unissait un mérite transcendant à un grand esprit d'observation, ait omis de dénommer quelques symptômes qui n'auraient pas peu contribué à établir d'une manière facile un diagnostic certain, tels que les douleurs quelquefois très-vives que les malades éprouvent à la région épigastrique et à divers points de l'abdomen, et que la pression, même la plus légère, augmente; le balonnement du ventre, la tympanite qui survient souvent à la fin du second septénaire, le hoquet, et des déjections de matières extrêmement fétides, et qui paraissent contenir du sang. Mais, à part même les phénomènes que je viens de citer, qui sont tous caractéristiques des irritations gastro-intestinales, et qui s'observent presque toujours lorsqu'on ne peut arrêter la marche de la maladie, il en est une foule parmi ceux tirés de la Nosographie philosophique de Pinel, qui sont propres aux inflammations. Or, personne n'ignore que des phénomènes inflammatoires ne peuvent accompagner et caractériser des affections atoniques. Certes, une douleur de tête gravative, des vertiges, l'injection des yeux, les pulsations très-fortes des carotides, ne peuvent être que le résultat d'un afflux considérable de sang au cerveau, soit qu'il ait été occasioné par l'action sympathique de l'estomac irrité sur cet organe, ou qu'il soit le résultat d'une cause irritante qui aurait agi directement sur lui. Dans l'un comme dans l'autre cas, le cerveau ainsi gorgé de sang perd de ses facultés, n'agit plus qu'avec désordre, ou bien cesse en quelque sorte de transmettre son impulsion vivifiante, la sensibilité et la motilité, à tous les organes. De là, cette somnolence pénible et agitée parfois par des rêves fatigans; de là, cette prostration apparente des forces musculaires qui en a imposé et qui en impose encore à tant d'habiles docteurs; de là, la faiblesse et la petitesse du pouls, et enfin toutes les aberrations des différentes fonctions de l'économie, qui dépendent ou qui se lient à l'action du *sensorium commune.*

L'enduit fuligineux qui recouvre les gencives, les dents et la langue, ne peut provenir que d'une irritation très-forte de la muqueuse gastro-intestinale, et jamais d'un état de faiblesse de cet organe. L'irritation de la muqueuse intestinale est encore constatée par la diarrhée qui accompagne ordinairement ce genre d'affections, surtout lorsqu'elles prolongent leur durée. Les pétéchies elles-mêmes, que l'on regarde à tort comme un symptôme caractéristique de l'adynamie, viennent par leur présence renforcer la théorie d'irritation que je professe; car, ainsi que je l'ai dit plus haut, elles sont la conséquence forcée de l'irritation de la muqueuse gastro-intestinale. Les hémorragies qui surviennent dans cette maladie, et que les partisans des fièvres essentielles regardent comme passives, sont au contraire une preuve palpable de l'afflux considérable du sang vers les orifices naturels, afflux qui n'est déterminé que par une forte irritation locale ou sympathique.

La fièvre adynamique dure plus ou moins, selon son intensité, la force et l'âge du sujet, et surtout selon le mode curatif employé; mais sa durée ordinaire est de trois à quatre septénaires. Toutefois, sa durée doit varier beaucoup à cause de ses nombreuses complications; car tous les pyrétologistes la décrivent compliquée tantôt avec une fièvre bilieuse (gastrite), avec la fièvre muqueuse (sub-irritation gastro-intestinale), etc. Enfin, personne ne l'a décrite à l'état de simplicité, et toujours on l'a faite accompagnée ou précédée d'une irritation locale. Pour moi, je pose en fait que l'état adynamique est toujours subséquent d'une irritation locale, et que très-souvent il n'aurait pas lieu, si l'on arrêtait la marche de cette irritation.

L'exposé de cet ordre de maladies, de ses causes et de ses symptômes, offre donc des preuves incontestables de la non-existence des fièvres adynamiques.

La fièvre adynamique, gastro-entérite, peut, ainsi que toutes les irritations, prendre le type rémittent ou intermittent, caractérisé par le retour régulier ou irrégulier, à des époques données, de paroxismes ou exacerbations des symptômes. La rémission s'observe très-fréquemment, tandis que l'intermission est très-rare. Toutefois, quelle que soit la forme dont cette maladie se revête, sa nature est toujours la même; et le praticien, sans égard pour ces variantes, ne doit voir là qu'une inflammation de la tunique interne de l'estomac et des intestins.

Les médecins qui admettent les fièvres essentielles, mettent à contribution pour combattre les fièvres dites adynamiques, tous les médicamens tirés de la classe des toniques et des excitans; tels que les vins généreux, le quinquina en substance, le vin de quinquina, les purgatifs réitérés, la limonade vineuse, les potions avec le camphre, le musc, le castoréum ; la valériane, la serpentaire de Virginie, etc. Ainsi, faisant de notre estomac une véritable officine, ils le gorgent de substances médicamenteuses, toutes propres à augmenter ses propriétés, alors qu'il faudrait chercher à en diminuer l'exaltation. Ce traitement serait rationnel, s'il y avait réellement adynamie, privation de forces; mais comme il n'en est rien, et que cette stupeur apparente n'est que le résultat de l'excès de l'irritation, cette médication incendiaire, au lieu d'enrayer la marche de la maladie, au lieu de la guérir, doit lui prêter secours, et la rendre d'autant plus grave.

Combien de reproches n'ont-ils pas à se faire, ces Purgons routiniers, qui, loin de vouloir répudier l'erreur qui les a long-temps guidés, persistent à ne pas vouloir se rendre à l'évidence des faits, et refusent ainsi de croire aux progrès immenses qu'a fait faire à la médecine l'anatomie pathologique.

L'amour-propre, je le sais, est le mobile des hommes, et l'on ne veut pas avouer que l'on a erré; mais aussi il est bien beau, bien méritant d'abjurer l'erreur, et de revenir de soi-même à la vérité.

D'après la théorie que j'ai émise sur la fièvre adynamique, sa nature inflammatoire et son siège étant bien connus, le traitement devient on ne peut plus facile à spécifier. Il faudra attaquer l'inflammation d'une manière franche, et avec des moyens suffisans : ainsi, de fortes applications de sangsues sur l'épigastre et sur l'abdomen; des cataplasmes et des fomentations émollientes sur ces régions; des lavemens émolliens, une tisane adoucissante, et la diète la plus sévère. Lorsque, nonobstant ce traitement, la maladie continue sa marche, et que la tête se prend, alors une irritation portée sur l'intestin rectum, au moyen de lavemens auxquels on ajoute quelques grains de sulfate de quinine; l'emploi des dérivatifs appliqués aux extrémités inférieures, mais avec ménagement, deviennent d'un grand secours, et amènent souvent d'heureux résultats, surtout si l'on applique en même temps la glace sur la tête du malade. Le sulfate de quinine en lavemens convient principalement lorsque la maladie présente le type rémittent ou intermittent.

La muqueuse pulmonaire participe souvent de l'inflammation gastro-intestinale, et cette complication se manifeste par une toux d'irritation, le plus souvent sans expectoration; quelquefois cependant il survient des crachats muqueux qui se teignent quelquefois de stries sanguinolentes. Des potions gommeuses, des loochs blancs, calment assez bien ces accidens sympathiques.

Lorsque la langue, les gencives et les dents sont couvertes d'un enduit fuligineux, il faut se contenter de prescrire la continuation des émolliens sur l'abdomen, et une tisane légèrement acidule. Il faut se garder, à cette époque de la maladie, de provoquer des évacuations sanguines, parce qu'elles ne seraient propres qu'à exténuer les forces du malade, à affaiblir les ressources de la nature; car la maladie est arrivée à ce point où rien ne saurait la faire avorter, et il est présumable que déjà la muqueuse gastro-intestinale est, dans certains points, ulcérée et frappée de gangrène. Les acides seuls, mais étendus d'eau, sont alors impérieusement indiqués; leur action légèrement irritante déterge les ulcérations, provoque leur cicatrisation, ainsi que la chute des escarrhes gangréneuses.

La fièvre adynamique, gastro-entérite, se termine par la santé ou par la mort. Le retour à la santé est souvent marqué par des hémorragies nasales. Concevrait-on qu'une maladie asthénique pût être guérie par des hémorragies, si la faiblesse était réelle? Non sans doute. La nature ne nous montre-t-elle pas, en prenant cette voie pour amener la guérison, le mode curatif qu'il faut employer! Il me semble évident que les émissions sanguines sont d'urgence dans la fièvre adynamique, et qu'il est nécessaire de ne pas les ménager. Ce qui le prouve, c'est que, lorsqu'un médecin timoré les prescrit avec parcimonie, la nature y supplée en provoquant des épistaxis ou autres hémorragies. La guérison peut être aussi le résultat d'abondantes sueurs critiques, ou d'une diarrhée colliquative, tandis que la gangrène de la tunique interne du tube intestinal est souvent suivie de la cessation de la vie.

Le pronostic de la gastro-entérite ne doit point être donné légèrement, car c'est toujours une maladie très-grave : toutefois, si on la soigne d'après la méthode antiphlogistique, on a pour soi plus de chances de succès, et partant, le pronoctic devient d'autant moins fâcheux.

Les exemples de gastro-entérites soignées avec un succès presque miraculeux par la méthode antiphlogistique, sont trop nombreux pour que j'aie besoin d'en citer beaucoup; je me bornerai seulement à rapporter deux faits de ma pratique. Dans l'un, la maladie fut prise au début, et combattue victorieusement par les sangsues; et chez l'autre, appelé seulement au dixième jour après l'invasion, la langue étant déjà sèche et noire comme un charbon, le cerveau pris, le ventre météorisé, etc., je me contentai de prescrire des boissons légèrement acidulées, le sulfate de quinine en lavemens, les émolliens sur l'abdomen, et les excitans dérivatifs aux extrémités inférieures. J'eus tout lieu de me louer d'une telle médication, car j'eus le bonheur de sauver le malade.

PREMIÈRE OBSERVATION.

L. F., âgé de 24 ans, d'un tempérament éminemment sanguin, d'une forte constitution, fut pris subitement, le 2 septembre 1828, d'un frisson entre les épaules, suivi d'un vomissement avec des efforts inouïs, 4 heures après un repas assez léger. Il ne rendit point de vestiges d'alimens, mais il vomit une quantité prodigieuse d'un liquide poracé. Peu après le froid devint général, dura 3 heures, et fut suivi d'une chaleur insupportable et d'une transpiration abondante.

La nuit se passa dans une grande agitation. Je fus appelé le lendemain matin pour donner des soins à ce jeune homme. Il me fallut peu d'instans pour établir un diagnostic certain, et pour me convaincre que le malade était atteint d'une gastro-entérite; car tous les symptômes qui la caractérisent étaient extrêmement distincts et faciles à apprécier. En effet, céphalalgie sus-orbitaire, trouble dans les idées, soif ardente, langue sèche et rouge à la pointe et sur les bords, douleur très-vive à l'épigastre et à l'abdomen, et augmentant à un point extrême à la moindre pression; constipation, urines rouges, peau sèche et brûlante, pouls plein, dur et fréquent.

Prescription. Diète absolue, eau gommée pour boisson, deux demi-lavemens émolliens, application de trente sangsues sur l'épigastre et l'abdomen, cataplasme émollient sur ces régions après la chute des sangsues.

Le 4, continuation des mêmes symptômes; seulement, légère détente à la peau, et un peu de diminution de la douleur gastro-pelvienne;

le soir, exacerbation des phénomènes tirés de la circulation, retour du froid, de la chaleur et de la transpiration, mais de moindre durée.

Diète, même tisane, lavemens et cataplasmes émolliens. Le malade dort un peu, et va une fois à la selle pendant la nuit.

Le 5, la peau, quoique moins brûlante que le premier jour, offre néanmoins plus de sécheresse que la veille; l'encéphale est libre, mais la langue est toujours rouge; la douleur épigastrique et abdominale, qui avait un peu cédé à l'évacuation sanguine locale, se fait de nouveau vivement sentir.

Diète, solution de gomme édulcorée, demi-lavemens émolliens, trente sangsues sur les points douloureux, cataplasmes émolliens appliqués immédiatement après leur chute, pour favoriser la sortie d'une plus grande quantité de sang, et agir comme topique émollient. Dans la nuit du 5 au 6, il y eut deux selles liquides.

Le 6, mieux marqué; céphalalgie moindre, langue humide et moins rouge; un sentiment de gêne à l'épigastre et au ventre, mais point de douleur; peau légèrement moite et d'une chaleur halitueuse ; les urines sont moins rouges; le pouls est toujours fébrile, mais il n'est plus aussi dur, ni aussi serré ; désir des boissons acides, auquel je ne crois pas devoir acquiescer.

Diète, même tisane, mêmes lavemens, fomentations émollientes en remplacement des cataplasmes, dont la pesanteur incommode le malade.

Le 7, le mieux continue, amélioration de tous les symptômes, et notamment de l'état du pouls. Le lavement du matin a provoqué la sortie de quelques matières moulées.

Même prescription que la veille; plus, trois tasses à café de bouillon de poulet.

Le 8, la convalescence continue, tous les symptômes inflammatoires sont dissipés, et le pouls est revenu à l'état naturel.

Même médication, deux bouillons et quelques cuillerées de crème de riz.

Les 9, 10, 11 et 12, progression toujours croissante de l'amélioration de l'état du malade. Continuation de l'eau de gomme et des lavemens, suppression des fomentations émollientes devenues inutiles; je permets quelques alimens légers. Enfin, le 13, le malade est rétabli, et le temps lui permettant de sortir, il fait une courte promenade, qui lui procure la nuit suivante un sommeil réparateur.

DEUXIÈME OBSERVATION.

Je fus appelé, le 28 novembre 1828, pour donner mes soins à S. C., petite demoiselle âgée de huit ans, et d'une complexion assez délicate.

L'aspect de la malade était alarmant; depuis dix jours qu'elle était au lit, la maladie avait fait des progrès immenses, et tout en elle pouvait faire craindre une issue funeste. Cette petite était couchée sur le dos, la face était grippée, les yeux caves; la langue sèche, très-épaisse et très-noire, n'exécutait qu'avec peine quelques mouvemens; impossibilité d'articuler une syllabe; les gencives et les dents étaient couvertes d'un enduit fuligineux; embarras dans l'arrière-bouche, hoquet par momens, l'estomac et le ventre très-douloureux, surtout à la moindre pression, abdomen balonné, déjections alvines fétides et très-fréquentes ; la malade désignait par un mouvement particulier qu'elle voulait le vase de nuit ; urines rares, peau sèche, terreuse, pouls petit, déprimé, très-fréquent et échappant quelquefois au tact ; momens lucides, entremêlés par intervalle d'un délire fatigant, et alors méconnaissant même ses parens; abattement extrême en l'absence du délire.

L'ensemble de ces symptômes éloigna de moi toute idée de tirer du sang à la malade, bien qu'il fût évident que l'affection contre laquelle elle luttait était une inflammation bien prononcée de la membrane interne du tube alimentaire. Je bornai ma médication à lui prescrire une boisson légèrement acidulée, deux demi-lavemens émolliens, un le matin et l'autre le soir, et des fomentations émollientes sur l'épigastre et l'abdomen.

Je me promis d'observer la voie que la nature prendrait pour juger la maladie, afin de l'aider au besoin; enfin, je fis en quelque sorte, pendant quelques jours, une médecine expectante. Je remarquai que tous les soirs il y avait une exacerbation sensible des symptômes sus-nommés ; le délire surtout augmentait et était accompagné de mouvemens carpologiques, et enfin d'un surcroît d'intensité de tous les phénomènes cérébraux.

A l'instar de M. Adolphe Piorry, professeur agrégé à la faculté de médecine de Paris, et qui a obtenu de grands succès par l'emploi du sulfate de quinine en lavemens, dans des cas d'encéphalite chez les enfans, je prescrivis un lavement avec addition de quatre grains de sulfate de quinine, donné une heure avant le moment du redoublement des symptômes, et la continuation des autres moyens officinaux. Ce lavement, qui fut gardé une demi-heure, amena un peu de calme dans l'état de la malade, et le paroxisme du soir vint bien, mais avec moins de force que les jours précédens. Il y eut dans la nuit qui suivit, quelques heures d'un sommeil tranquille.

Je continuai cette même médication jusqu'au 21e jour de la maladie, sans qu'il y eût de changement très-marqué, ni en bien ni en mal; mais à cette époque de la maladie, il survint une diarrhée colliquative, que je regardai comme critique : le délire cessa, la connaissance revint; la langue, toujours noire et épaisse, commença à s'humecter, ainsi que l'arrière-bouche; mais toujours impossibilité d'articuler la moindre parole; cris continuels, commencement d'expectoration; cessation de la douleur épigastrique, mais continuation de celle ressentie à l'abdomen; léger météorisme, urines rares, pouls lent, petit, mais régulier; absence des paroxismes, peau souple et légèrement moite, surdité, apparition de pétéchies sur toute la surface du corps, et d'une quantité prodigieuse de poux à la tête.

La malade, qui jusqu'alors avait gardé le coucher en supination, commença à exercer quelques mouvemens, et à vouloir changer de position. Je m'aperçus, en l'examinant se retourner, qu'elle ne pouvait s'aider du côté droit, et que ce côté était frappé de paralysie.

Prescription. Eau de veau alternativement avec une décoction de chiendent légèrement nitrée; fomentations émollientes sur l'estomac et l'abdomen, deux demi-lavemens émolliens, application de deux vésicatoires saupoudrés de camphre, un à chaque membre paralysé.

Le 22e jour, mêmes symptômes, continuation de la diarrhée; les vésicatoires ont donné beaucoup de sérosité, et l'épiderme ayant été enlevé, laissa voir des plaies pâles, blafardes : le premier pansement parut ne causer aucune douleur.

Prescription. Eau de veau, eau de chiendent nitrée, lavemens et fomentations émollientes.

Le 23e jour, continuation des mêmes phénomènes morbides, et même médication que la veille.

Le 24e jour, dès le matin, la langue, les gencives et les dents commencent à se nettoyer; toux légère accompagnée de l'expectoration de crachats muqueux; le météorisme a disparu, la diarrhée a cessé, il n'y a eu dans la nuit précédente que deux selles, et les matières commençaient à se mouler; urines plus abondantes; le pouls prend un peu de force, et conserve sa régularité; la peau est douce, la surdité persiste; les poux inquiètent la malade qui porte sans cesse sa main gauche à sa tête pour se gratter; les membres thoracique et abdominal du côté droit ne peuvent encore exercer aucun mouvement, mais le pansement des vésicatoires commence à y occasioner de la douleur ; disparition des pétéchies.

Prescription. Trois bouillons coupés, solution de gomme pour boisson, un demi-looch blanc, un lavement émollient.

Jusqu'au 30e jour inclusivement, il ne survint aucun changement bien notable, mais tout s'améliorait peu à peu. Je ne changeai rien à la prescription; seulement, j'augmentai *gradatìm* les alimens, au point que la malade put prendre le 30e jour deux légers potages et quelques pruneaux cuits. Enfin, le 31e jour, j'observai un mieux marqué dans tous les symptômes qui avaient accompagné cette terrible maladie; la toux et l'expectoration avaient cessé, retour de la connaissance et de la parole, attendrissement de la malade suivi d'un déluge de larmes en embrassant ses parens, cessation de la surdité, mouvement du bras et de la jambe paralysés; toutes les fonctions se rétablissent, les poux continuent à occasioner des démangeaisons insupportables, la malade peut se gratter des deux mains ; apparition d'un abcès gros comme une petite pomme, situe au-dessus de la hanche droite, et à sa partie postérieure; l'ouverture dudit abcès donne issue à du sang noirâtre et fétide.

Prescription. Limonade cuite, un lavement émollient, quelques alimens légers.

Dès cette époque, la convalescence marcha rapidement, à tel point que vers le 50e jour, à dater de l'invasion de la maladie, la malade commença à se lever, et à vouloir faire quelques pas dans sa chambre; un rétablissement parfait ne se fit pas attendre.

Je ne sais s'il faut attribuer au sulfate de quinine cette cure sur laquelle, je l'avoue, je ne comptais guère; mais je crois que, si dans ce cas on eût appliqué des sangsues, la malade aurait probablement succombé : de même que la mort eût été, à mon avis, la suite inévitable de l'usage des toniques et des excitans à l'intérieur.

ORDRE CINQUIÈME.

FIÈVRES ATAXIQUES OU MALIGNES.

L'EXISTENCE de cet ordre de pyrexies comme affections essentielles, est tout aussi incroyable que celle des ordres précédens. MM. Vaidy et Fournier, dans leur article *fièvres* du *Dictionnaire des Sciences médicales*, tout en rendant un hommage mérité au savoir profond de Pinel, disent n'avoir jamais vu de fièvres ataxiques essentielles, et contestent positivement leur existence. Leur avis est que l'ordre ataxique de Pinel doit être confondu avec les fièvres typhodes, et porter ce dernier nom. Mais cette nouvelle dénomination, fièvre *typhode*, peut-elle satisfaire les médecins physiologistes, qui cherchent et qui ne veulent que le vrai ou ce qui en approche le plus?

Les anciens appelaient fièvre maligne, celle qui présentait des caractères d'anomalie, une certaine gravité, et qui se manifestait dans les camps, les prisons, les hôpitaux. Pinel, reconnaissant l'insuffisance de cette qualification, crut devoir la remplacer par les mots *fièvre ataxique*, en raison des phénomènes nerveux que cette maladie présente, et parce qu'il pensait que l'épithète *maligne*, unie au substantif *fièvre*, avait une signification indéterminée, qui ne laissait presque rien à l'esprit, et que l'on pouvait adjoindre à toute autre maladie, pourvu qu'elle fût un peu grave. Mais Pinel a-t-il été plus heureux dans le choix de sa dénomination de *fièvre ataxique?* A-t-il atteint le but qu'il se proposait par cette mutation de noms? Les mots *febris atacta*, fièvre sans ordre, font-ils connaître à l'homme de l'art la nature et le siége de la maladie? Donnent-ils des idées précises sur le mode curatif à employer pour la combattre? Non sans doute, car ils ne donnent même pas des connaissances certaines pour établir le diagnostic;

ils indiquent seulement que sa marche est irrégulière et désordonnée, comme si elle était la seule maladie qui offrît de semblables caractères.

Voyons maintenant d'où dérive l'adjectif *typhode*, et ce que signifie le mot *typhus*. Hippocrate les définit, étonnement, stupeur, *attonitus*; aujourd'hui il désigne une maladie fébrile, accompagnée de typhomanie, longtemps connue sous le nom de fièvre maligne des prisons, des camps, des hôpitaux, etc. Ainsi l'épithète *typhode* que l'on a en dernier lieu substituée à celle de *maligne*, ne caractérisant que l'état d'étonnement, de stupeur du malade, ne fait pas mieux connaître la maladie qui nous occupe que celles de *maligne*, d'*ataxique* données précédemment à cet état morbide; toutes laissent le médecin dans un vague extrême; toutes le laissent en proie à l'erreur, si le flambeau de la vérité ne vient l'éclairer de sa lueur bienfaisante.

MM. Vaidy et Fournier ont fait preuve d'un profond savoir et d'une grande érudition médicale dans leur histoire des fièvres, et notamment de la fièvre typhode; ils ont témoigné leur amour sincère de la vérité en osant discuter sur quelques points de la doctrine philosophique de Pinel, et nier l'existence des fièvres adynamiques et ataxiques essentielles. Leur conduite franche servira de précédent à tout médecin idolâtre de sa noble profession, et enhardira celui qui aura quelques doutes en médecine, à les faire connaître à tout le corps médical. Encouragé par cette conduite indépendante, j'ose donc, quoique bien inférieur en moyens et en connaissances aux docteurs célèbres que je viens de citer, dire toute ma pensée sur les mots *fièvres typhodes*.

D'abord, je ne reconnais point de fièvres essentielles, quelles qu'elles soient; toutes sont à mes yeux le résultat d'une irritation, et si elles présentent des variantes dans leurs symptômes et dans leur marche, cela tient à la nature de l'organe irrité, au plus ou moins d'intensité de l'irritation, à ses complications, etc. La fièvre typhode, pas plus que les autres, n'est assise sur une base sûre; ainsi qu'elles, elle ne précise rien, si ce n'est que le malade qui en est atteint est dans un état de stupeur; mais nous avons déjà remarqué que, dans l'ordre quatrième, ce phénomène morbide se manifestait également. Au surplus, cette torpeur peut-elle à elle seule caractériser une maladie; et quand cela serait, quelles inductions tirerait-on de ce signe caractéristique pour le traitement? En conclurait-on que le malade est dans un état d'asthénie complète, et qu'il faut le tonifier, l'exciter? Que l'on y prenne garde, car, ainsi que je l'ai démontré à l'ordre précédent, cet anéantissement pourrait bien être un effet sympathique d'une violente irritation du tube alimentaire, et alors les toniques et les excitans, dirigés sur le siége du mal, agiraient en sens inverse du but que l'on se serait proposé, et amèneraient indubitablement des conséquences fâcheuses.

Le mot *fièvre*, comme maladie essentielle, doit être banni du langage scolastique, et faire place à des dénominations que ne puisse réprouver une saine logique. Ainsi, fièvre adynamique, fièvre ataxique, fièvre typhode, ne sont, selon moi, qu'une seule et même maladie, mais qui présente, selon la cause qui l'a occasionée et le lieu où elle s'est développée, des signes de complication quelquefois aux poumons, mais le plus souvent à l'encéphale.

Que l'on joigne aux mots gastro-entérite, ceux de pneumonite ou encéphalite, suivant que les poumons ou le cerveau seront le siége de l'affection consécutive, on aura une dénomination qui réunira l'avantage de préciser le siége de l'organe irrité primitivement, de désigner celui de la maladie consécutive, de même que la nature de la maladie. Je remplacerai donc les qualifications de fièvre adynamique, ataxique, typhode, par les mots gastro-entéro-encéphalite, parce qu'ils suffisent pour donner aux élèves, et mieux encore aux praticiens, des idées positives sur le genre de lésion que l'on a à traiter.

Que l'on ne pense pas que ce soit un esprit de controverse qui m'ait porté à substituer aux dénominations déjà citées celle infiniment plus convenable de gastro-entéro-encéphalite. J'ai été entièrement mû par le besoin de concourir, quoique pour une bien faible part, à préciser mieux les choses, afin d'avoir des résultats plus certains et plus heureux. J'ai été conduit à ce changement tant par mes propres idées que par les doctes préceptes de M. Broussais, et enfin par le dire même des auteurs de l'article *fièvre*

typhode du *Dictionnaire des Sciences médicales.* En effet, au paragraphe 1280 de la page 448, je trouve : « La gangrène des in-
» testins a lieu lorsque l'inflammation de ces
» organes a été très-violente, ce qui arrive
» souvent. Le symptôme caractéristique de
» la gangrène est la cessation subite des dou-
» leurs intestinales, etc. »

Certes, voilà qui vient bien à l'appui de ma manière de voir, voilà un article bien concluant; car, non-seulement il fait mention des douleurs intestinales, mais il affirme que l'inflammation des intestins est souvent intense à un tel point que la gangrène peut s'ensuivre.

MM. Vaidy et Fournier peuvent bien passer pour des autorités en médecine, car non-seulement ils possèdent l'art de guérir au suprême degré, mais encore ils ont par-devers eux une longue expérience, et se sont souvent trouvés à même, tant aux armées que dans les hôpitaux, d'observer les nombreuses maladies qui affligent la pauvre espèce humaine, dont l'organisation est si complexe et surtout si fragile.

Pinel rapporte que Stoll loue un certain disciple d'Heister qui regardait comme gastriques ou mésentériques, les fièvres malignes avec des exanthèmes, et qui les traitait avec une mixture vomitive, et par des moyens propres à favoriser la transpiration et les sécrétions; et Pinel blâme cette conduite. Il a raison quant aux moyens curatifs employés par le disciple d'Heister; mais, eu égard à la dénomination, s'il eût fallu en conserver une mauvaise, j'eusse préféré celle du disciple d'Heister, parce qu'au moins elle désignait, bien que d'une manière imparfaite, l'organe affecté, et que l'on sait que de deux maux il faut choisir le moindre.

Synonymie. Typhus, d'Hippocrate, Cullen, Hildenbrand; fièvre de Hongrie, de Mack, Albinus, Alberti; fièvre des camps, de Melchior, Hilscher, Juch; fièvre pestilentielle maligne, de Rivière, Willis; fièvre maligne pétéchiale, d'Hoffmann, Juncker; fièvre maligne, de Vaume; fièvre nerveuse, de Hufeland, J.-P. Franck; fièvre ataxique, de Pinel et de M. G. Roux; fièvre adynamique de beaucoup d'anciens médecins militaires; et enfin fièvre typhode de MM. Vaidy et Fournier.

Ces diverses synonymies, bien que pompeuses pour la plupart, sont tout au moins insuffisantes, si elles ne sont fallacieuses; car des dénominations impropres peuvent bien conduire à l'erreur, surtout lorsqu'elles nous viennent du père de la médecine, et d'hommes vraiment éclairés. Je remarquerai que quelques-unes d'entre elles n'indiquent que le lieu où cette maladie se déclare; d'autres proviennent d'un symptôme commun à d'autres affections (les pétéchies); il en est qui sont basées sur le désordre des symptômes dans leur marche; et enfin la dernière qualification tire son origine du *stupor attonitus* que l'on a observé dans toutes les épidémies de typhus. En réfléchissant un peu, on découvre la nullité de quelques-unes de ces dénominations, et le danger de se livrer à la signification des autres. Il n'en est pas de même du nom composé de gastro-entéro-encéphalite, que je leur ai substitué : sa définition seule suffit pour donner des notions exactes, tant sur le siége de l'affection qui nous occupe, que sur son essence.

Les causes de la gastro-entéro-encéphalite sont : des évacuations excessives, la fatigue, l'abstinence, les écarts de régime, les excès en tous genres; une atmosphère froide et humide; l'encombrement des hôpitaux, des prisons, des établissemens militaires, des entreponts des vaisseaux; la fréquentation des amphithéâtres et des hôpitaux, la malpropreté, l'usage de mauvais alimens et des eaux corrompues, la nostalgie, la terreur, les émanations miasmatiques qui s'échappent des êtres vivans, à l'état sain ou à l'état de maladie; les émanations délétères.

Chambon, dans un Traité de la fièvre maligne simple, dit que la cause prochaine de cette maladie doit être attribuée à la viciation du fluide nerveux, à son excès, son défaut, sa ténuité, son acrimonie, etc. Mais Chambon est doublement dans l'erreur : d'abord, parce qu'il a cherché la cause de ladite affection dans le dérangement que présentent les facultés intellectuelles, les mouvemens locomoteurs, tandis qu'il n'aurait dû voir là qu'un symptôme consécutif et dépendant de l'irritation du tube alimentaire; en second lieu, parce que je ne crois pas que les recherches qu'il a pu faire sur le fluide nerveux pour constater sa viciation, aient suffi pour lui donner l'assurance que c'était bien là la cause de la gastro-entéro-encéphalite.

Les symptômes de cette affection morbide doivent apparaître sans ordre, et suivre une marche irrégulière dans ses différentes périodes, si l'on en croit la définition que Pinel donne du nom ataxique. Toutefois, Hildenbrand lui assigne une marche très-régulière, puisqu'il la divise en huit époques. MM. Vaidy et Fournier lui accordent trois périodes bien distinctes, qui sont :

1re Période. — Stade d'irritation.

2e Période. — Stade nerveux.

3e Période. — Stade de rémission.

Comme la description de ces différens stades donne une idée parfaite de ladite maladie, je les suivrai de point en point, bien persuadé que je suis que l'on ne pourrait mieux faire : seulement, je les accompagnerai de quelques réflexions propres à éclairer le point de doctrine que je traite.

Première période, stade d'irritation. On observe quelquefois des symptômes précurseurs, tels que des vertiges, un état de somnolence, de morosité, d'inquiétude, ou une indifférence générale ; des lassitudes, des douleurs dans les lombes, une sorte de commotion électrique dans les membres, un sentiment de constriction à l'épigastre, un tremblement des mains, la fétidité de l'haleine. D'autres fois, la fièvre typhode débute sans que le sujet ait éprouvé de symptômes précurseurs. La fièvre s'annonce par des frissons dans le dos, entremêlés de bouffées de chaleur, et accompagnés d'angoisses et d'un abattement général. Les malades, même ceux qui sont ordinairement gais, deviennent subitement tristes, et cherchent le repos et la chaleur.

Aux frissons qui durent de six à douze heures, succède une chaleur sensible au tact, et très-incommode dans les parties du corps qui restent couvertes, tandis que des frissonnemens se font ressentir aux parties exposées à l'air. Le malade éprouve de la pesanteur à la tête, des vertiges semblables à ceux qui résultent d'un état d'ivresse; il cesse de concevoir des désirs; son indifférence s'étend à tout ce qui l'intéressait le plus auparavant; son visage est rouge et animé; il ressent une soif ardente, et sollicite des boissons acides; la langue est blanche, et des nausées qui paraissent plutôt dépendre de l'état de la tête que d'un embarras de l'estomac, viennent se joindre à tous ces symptômes.

L'urine est rouge, son émission est accompagnée d'un sentiment d'ardeur; les déjections sont à peu près naturelles; le pouls est vite, plein, sans être roide; la constriction de l'artère est beaucoup moins marquée que sa dilatation.

Après une nuit fort agitée, les nausées diminuent ou même n'ont plus lieu; mais la pesanteur de la tête et les vertiges augmentent, et le malade ne peut plus se tenir debout; il éprouve une grande stupeur, un engourdissement des extrémités, des bourdonnemens dans les oreilles.

Les yeux sont rouges et larmoyans; des apparences de sommeil se manifestent, tandis qu'il règne une vive agitation intérieure.

On observe une accumulation de matières visqueuses dans les fosses nasales, dans la bouche, dans la trachée-artère; la déglutition est gênée; il survient une toux fréquente accompagnée d'expectoration muqueuse.

Il y a oppression à la poitrine simulant une pneumonie; en même temps le malade ressent une tension douloureuse des hypocondres, particulièrement du côté droit; des douleurs aux gras de jambes et aux articulations des doigts.

A ces divers symptômes, qui persistent sans qu'il y ait de rémission marquée, pendant le deuxième et le troisième jour, se joint un engourdissement des forces musculaires; les malades témoignent une grande répugnance à exercer le moindre mouvement; ils répondent lentement et avec une sorte d'insouciance aux questions qu'on leur adresse.

Au quatrième jour il survient souvent une légère hémorragie nasale, qui amène un calme momentané des symptômes céphaliques. Le même jour il paraît presque constamment un exanthème pourpré à la poitrine, aux bras, au dos et aux cuisses : cet exanthème est d'autant plus considérable, que les yeux sont plus rouges. Lorsque l'éruption est complétement opérée, la toux et l'oppression de poitrine diminuent sensiblement.

Chez quelques sujets mal disposés, ou qui sont soumis à un traitement trop actif, on observe quelquefois des pétéchies ou des taches rouges, marbrées, qui ne sont point des phénomènes essentiels de la fièvre typhode.

Lorsqu'il se forme des parotides, leur apparition coïncide ordinairement avec celle de l'exanthème pourpré. Le gonflement de ces glandes n'est pas toujours sensible à la vue; mais il est des signes qui indiquent d'une manière certaine qu'il commence à s'opérer : ce sont le bourdonnement des oreilles, et la difficulté que le malade éprouve pour ouvrir la bouche.

Pendant ce stade d'irritation qui dure sept jours, la marche des symptômes est continue et progressive; de légers redoublemens ont lieu à l'approche de la nuit. On observe seulement des exacerbations critiques à la fin du 3e et au commencement du 7e jour.

En parcourant rapidement et les symptômes précurseurs, et ceux qui accompagnent l'affection dont il est question, dès son début jusqu'au septième jour, on s'aperçoit que beaucoup d'entre eux se rapportent en effet aux irritations, et que c'est à juste titre que la désignation de stade d'irritation a été donnée à cette période. Il s'agit maintenant de savoir où gît cette irritation. D'un côté, les vertiges, la somnolence, la morosité, la stupeur, pourraient faire penser qu'elle a son siége au cerveau et à ses membranes; mais, d'autre part, je trouve une constriction à l'épigastre, une haleine fétide, une soif ardente, le désir des boissons acides, la douleur des hypocondres et particulièrement de celui du côté droit, laquelle pourrait bien être le résultat d'une phlegmasie de la muqueuse du duodénum; symptômes qui caractérisent une irritation de la tunique interne de l'estomac. Il est vrai qu'en poursuivant mon analyse je rencontre encore des symptômes céphaliques, tels que la pesanteur de tête, les bourdonnemens des oreilles, l'injection rouge des yeux, l'hémorragie nasale; mais aussi, plus loin je lis que des sujets chez lesquels on a fait un traitement trop actif, et j'entends par ces mots l'emploi des médicamens excitans administrés à l'intérieur, il se déclare des taches rouges marbrées sur différentes parties du corps. Or, je crois avoir déjà dit que la muqueuse gastro-intestinale une fois irritée, si l'on augmentait cette irritation par des moyens quelconques, la peau, qui peut être considérée comme le principe de cette membrane, pouvait, par contre-coup, participer de l'inflammation, et le démontrer par des caractères particuliers. Ici, il y a donc irritation gastrique, puisque par l'emploi des excitans à l'intérieur on occasione à la peau une éruption, ce qui n'arriverait probablement pas si la muqueuse du gaster eût été saine lors de l'ingestion desdits médicamens, à moins pourtant qu'ils ne fussent excitans au point que leur action pût suffire pour léser directement l'estomac et la peau par sympathie.

Maintenant qu'il est constant que la muqueuse de l'estomac est irritée, ne peut-on pas être porté à croire que les phénomènes cérébraux sus-mentionnés ne sont que le résultat d'une congestion cérébrale, occasionée par une réaction de l'estomac sur l'encéphale? Oui sans doute; car tout le monde médical connaît les nombreuses sympathies qui lient ces deux organes, et chacun sait que l'un d'eux ne peut être malade sans que les fonctions de l'autre en soient lésées. Il résulte, pour le cas présent, que l'inflammation de l'estomac étant avérée, lesdits phé nomènes céphaliques en sont la conséquence naturelle et presque obligée.

Il y a également dans ce stade, des symptômes qui annoncent une altération marquée dans l'acte de la respiration, et une augmentation de la sécrétion de la muqueuse des bronches; mais cette lésion est, à n'en pas douter, consécutive de l'irritation de la muqueuse gastro-intestinale, ou plutôt elle en est la continuation : nous en aurons bientôt la preuve en parcourant les phénomènes du deuxième stade.

Deuxième période, stade nerveux. L'exacerbation qui a lieu le septième jour est très-remarquable; elle est suivie d'un soulagement apparent, qui se soutient pendant quelques heures; la toux, l'oppression de poitrine, et tous les accidens de l'état catarrhal se dissipent; l'exanthème propre à la fièvre typhode disparaît; mais, s'il y avait en même temps des pétéchies, elles persistent et durent autant que la maladie.

Bientôt une chaleur intense, et qu'on peut apprécier par le tact, se développe sur toute la surface du corps; la peau est aride, la langue devient brune, sèche, et quelquefois aussi dure que du bois; la déglutition est difficile, soit à cause de la sécheresse de la gorge, soit à raison de l'inertie des muscles ; le malade ressent des douleurs d'entrailles ; son ventre est tendu ; il a des selles fréquentes, liquides, et d'une extrême fétidité : dans cet état, il existe une disposition constante à la dyssenterie.

L'urine est pâle, et en général ne laissant aucun dépôt ; dans quelques cas elle est un peu trouble, mais très-rarement sédimenteuse : toutefois ce fluide est très-variable.

Le pouls est d'une vitesse modérée; il est parfois plus lent que dans l'état naturel, en conservant encore de la plénitude ; et jamais il n'est d'une faiblesse proportionnée à la langueur de la force musculaire. Le pouls présente dans cette maladie une singularité remarquable ; c'est que l'artère se contracte peu, et paraît dans un état constant de dilatation.

Les symptômes nerveux qui se sont manifestés durant le cours du premier stade, augmentent d'intensité; tous les sens sont émoussés ; les facultés intellectuelles sont troublées et presque anéanties ; les malades n'expriment ni volontés, ni désirs. Leur indifférence pour ce qui les intéresse est telle, qu'ils n'aspirent pas même après la santé ; ils ne demandent point à boire, bien qu'ils éprouvent une soif ardente ; ils restent nonchalamment couchés sur le dos. Un médecin exercé reconnaît au premier coup d'œil, à tout ce qui vient d'être exposé dans ce paragraphe, et surtout à cette dernière remarque, que le malade qu'il visite pour la première fois, a la fièvre typhode.

Les mouvemens involontaires des muscles augmentent à mesure que ceux de ces mouvemens qui sont soumis à la volonté s'affaiblissent ; cette augmentation a lieu en sens inverse. De là, les tremblemens des mains et la carpologie, le soubresaut des tendons, et les mouvemens spasmodiques.

La vessie est souvent frappée de paralysie, ce qui se reconnaît à un gonflement douloureux de la région hypogastrique, et à la rétention de l'urine. Si le médecin méconnaît cet accident, ou néglige d'y remédier, la mort peut en être la suite.

Les malades exercent leur imagination sur les impressions imparfaites de leurs sens, rêvent sans dormir ; ce qui constitue la typhomanie. Lorsqu'ils sont à moitié endormis, ils gesticulent sans cesse ; ils délirent avec une singulière incohérence, et confondent les impressions externes avec les objets de leur délire. Il arrive dans cet état que les malades sont inquiets et soupçonneux à l'égard des personnes qui leur prodiguent les soins les plus tendres ; ils entrent quelquefois en fureur, mais cet état dure peu ; il est remplacé par un délire calme et simulant une aliénation mentale, chez un homme d'ailleurs bien portant. Souvent une idée fixe et fantastique tourmente sans relâche les malades, et se prolonge jusqu'à la convalescence : c'est ce qui distingue la stupeur frénétique du typhus, de celle qui accompagne l'ivresse ou toute autre affection, et dans laquelle on ne remarque point ainsi l'idée fixe et continue.

Hors cette idée constante, les malades se rappellent rarement après leur guérison, ce qui, pendant leur fièvre, a occupé leur esprit. Les idées raisonnables qu'ils ont exprimées dans les intervalles lucides, sont celles qu'ils oublient complétement.

Cependant, malgré cette confusion d'idées, ils répondent d'une manière précise aux questions qui leur sont adressées, et s'ils croient avoir à se plaindre du service de ceux qui sont employés auprès d'eux, ou s'ils ont été mécontens d'un remède, ils reviennent souvent à la charge et articulent les mêmes griefs.

Hildenbrand compare cet état singulier des fonctions intellectuelles au somnambulisme.

La continuité de ces symptômes est souvent interrompue, à la fin du dixième jour, par une forte exacerbation. La chaleur fébrile et les accidens nerveux acquièrent en peu d'heures un accroissement marqué.

Bientôt, et après une sueur légère, ou des selles copieuses, ou une urine claire, si auparavant elle avait été chargée, ou abondante, si précédemment elle était rare, il survient une rémission qui est sensible le lendemain, c'est-à-dire le onzième jour; mais, dans le cours de ce même jour, les symptômes nerveux reprennent leur marche primitive jusqu'au treizième jour.

Les symptômes de la deuxième période viennent nous confirmer dans notre opinion, et, à l'aide de quelques explications, j'ai l'espérance de faire voir aussi clairement que possible, même aux plus incrédules, que le nom de gastro-entéro-encéphalite est donné à juste titre à ce que l'on appelait *fièvre maligne*, *ataxique*, et enfin *fièvre typhode*, et qu'il convient infiniment mieux sous tous les rapports.

D'abord, et en première ligne, on est frappé de la disparition des accidens de l'état catarrhal, et de l'exanthème propre à la fièvre typhode. Cette amélioration du côté des voies pulmonaires n'est-elle pas due à un surcroît d'irritation survenu au siège de l'affection primitive? Cela ne saurait être douteux; car je trouve peu après des symptômes extrêmement effrayans, et presque tous propres aux inflammations violentes du tube alimentaire. En effet, la peau devient, à cette époque de la maladie, d'une chaleur brûlante et d'une aridité excessive; la langue devient brune, sèche, et quelquefois dure comme du bois; le ventre est tendu et douloureux; le malade ressent des *douleurs d'entrailles*; les selles sont fréquentes, fétides et fort souvent sanguinolentes. Ce groupe de symptômes, tracé avec soin et discernement par MM. Vaidy et Fournier, est bien propre à éclairer le diagnostic des affections morbides du 5e ordre de pyrexies; et nul ne doutera après leur lecture, qu'ils ne dépendent, ou mieux qu'ils ne soient des signes pathognomoniques d'une affection grave de la muqueuse intestinale. Je suis surpris que les doctes auteurs du paragraphe que je viens de transcrire, n'aient pas été conduits par l'ensemble des phénomènes inflammatoires sus-nommés, devenus plus intenses à mesure que la maladie a marché, puisqu'ils existaient pour la plupart à son début, à lui donner un nom parfaitement approprié, tel que celui que je lui ai donné moi-même; car, bien que l'état de stupeur, d'où dérive la dénomination de fièvre typhode, soit un phénomène constant de cette maladie, il n'en est pas moins vrai que ce nom peut en donner et en donne en effet une idée fausse, puisqu'il porte à croire que l'affection primitive est au cerveau, tandis que cet organe est le plus souvent pris secondairement. Tant il est vrai que les choses les plus simples sont en général les plus difficiles à trouver.

Les paragraphes 1358 et 1360 du même article, disent à propos de la fièvre typhode compliquée avec une affection locale : « le 1er, » que la langue sèche et dure comme du bois » indique la violence de l'état inflammatoire ; » et le 2e, que si le ventre est météorisé et » très-douloureux au toucher, cet état indi- » que l'inflammation du péritoine ou des in- » testins, et fait craindre une terminaison » funeste. » Or, nous venons de voir dans l'énumération des symptômes de la fièvre typhode sans complication, que cesdits symp- tômes constatant d'une part la violence de l'inflammation, et de l'autre le lieu où elle réside, s'y trouvent mot pour mot. Il n'est pas douteux à présent que le siége du 5e ordre de pyrexies de Pinel est bien réellement la muqueuse gastro-intestinale, et leur nature inflammatoire.

Mais continuons l'analyse des symptômes de cette deuxième période. La sécrétion de l'urine offre souvent des variantes sur sa quantité, sa couleur, le sédiment qu'elle dépose, et la facilité ou la douleur que le malade éprouve à l'émettre ; ces différentes variations dépendent de l'influence sympathique que le système nerveux, irrité secondairement, exerce sur les voies urinaires.

Le pouls, bien que d'une vitesse modérée, conserve de la plénitude, et sa faiblesse n'est jamais proportionnée à l'anéantissement des forces musculaires ; seulement l'artère se contracte peu, et paraît dans un état constant de dilatation.

Il n'y a donc pas faiblesse du sujet dans ce stade de la maladie, puisque les pulsations artérielles sont amples et plus fortes qu'on ne devrait le supposer, si l'on s'en rapportait à l'atonie dont les muscles paraissent frappés. Cette atonie pourrait donc n'être pas réelle, et provenir, ainsi que je le pense, d'une anomalie de l'appareil qui donne la sensibilité et le mouvement. Ce qui doit concourir à renforcer cette hypothèse, c'est l'espèce de nonchalance que met le cœur à transmettre le sang aux artères, ses agens; car ce ne peut être qu'à cela qu'est due la dilatation presque permanente de ces tubes cruoriques.

Viennent ensuite, ainsi qu'on l'a déjà vu, une foule de symptômes nerveux, dont l'exaspération offre un aspect terrible, tant ils ont augmenté d'intensité à mesure que la maladie a gagné du terrain. Tous ces phénomènes résultent d'une congestion sanguine au cerveau, et présentent au médecin une complication fâcheuse à soigner; mais ils ne doivent point lui en imposer sur la cause de leur venue: car le souvenir des symptômes inflammatoires, qui nous ont suffi pour caractériser une gastro-entérite, ne peut être sorti de sa mémoire; et dès-lors, faisant à chacun la part qui lui revient, il se rendra raison de l'augmentation des symptômes cérébraux, en pensant à l'intensité qu'ont acquise les symptômes abdominaux. Il dira, ainsi qu'au début de la maladie, l'affection cérébrale est le résultat de l'action sympathique qu'a exercée sur le cerveau le tube alimentaire irrité; c'ést donc sur ce dernier organe que je dois porter mes soins, car on sait très-bien qu'en médecine il y a un adage qui dit, *ablatâ causâ tollitur effectus*, et c'est bien ici le cas de l'appliquer.

Je pense, d'après l'exposé des symptômes de la deuxième période, que la désignation de stade nerveux n'est pas parfaitement convenable, car elle semble faire abstraction des phénomènes inflammatoires que présente l'abdomen, et de tout ce qui a des liaisons intimes avec les organes y contenus. Il me semble qu'il serait plus logique d'appeler cette deuxième époque de la maladie, stade de *sur-irritation*, parce qu'en effet l'inflammation a fait des progrès excessifs, au point d'aggraver de beaucoup l'état du malade.

Troisième période, stade de rémission. La fin du 13e jour est ordinairement marquée par une forte exacerbation, la fièvre augmente d'une manière considérable, la chaleur est vive, les artères battent avec violence, l'affection du cerveau devient plus profonde, l'intelligence est plus obtuse que précédemment, et le malade est dans un état soporeux particulier. La peau, auparavant sèche, s'ouvre et se couvre de sueur; lorsque cet état est critique, la sueur a coutume d'être générale; elle n'est point visqueuse, et il s'en exhale une odeur spécifique.

Quelquefois il se déclare à cette époque une nouvelle hémorragie nasale, qui, sans être abondante, apporte un grand soulagement aux symptômes cérébraux. S'il ne survient pas d'hémorragie, le nez devient humide, les croûtes noires et desséchées qui remplissaient les cavités nasales commencent à se détacher, et leur excrétion provoque de fréquens éternumens.

La langue s'humecte aussi, et se nettoie d'abord vers la pointe, et ensuite à sa base.

On observe quelquefois une expectoration facile et abondante de matières muqueuses; mais plus souvent les crachats proviennent des fosses nasales et de l'arrière-bouche.

L'urine qui était pâle devient trouble et colorée; elle présente quelquefois à sa surface comme un nuage muqueux, ou bien elle dépose un sédiment blanchâtre.

Les selles liquides, qui ont lieu simultanément, apportent pour l'ordinaire un grand soulagement dans l'état du malade.

Ces diverses évacuations constituent la crise de la maladie. C'est quelquefois le onzième jour que cette crise a lieu, d'autres fois elle n'arrive qu'au dix-septième; mais ces deux exceptions sont rares, et, dans le dernier cas, la crise n'est point aussi promptement décisive. Cependant on a observé, dans quelques épidémies très-meurtrières, que la crise s'opérait fréquemment le onzième jour, lorsque la terminaison devait être funeste.

De toutes les évacuations critiques, la plus salutaire est la sueur.

Les selles sont aussi une évacuation favorable; l'urine et l'expectoration annoncent moins souvent une heureuse issue de la maladie.

Après la crise, dont la durée est d'environ douze heures, on observe une rémission sensible dans tous les symptômes; le délire est le premier d'entre eux qui disparaît; les malades semblent sortir d'un songe ou d'un état d'ivresse. On en voit qui recouvrent tout-à-coup et sans aucune transition leur présence d'esprit; néanmoins ils tardent souvent à jouir de la mémoire de ce qui s'est passé antérieurement à l'époque de la crise, et ne se rappellent qu'en faisant de grands efforts l'ensemble de ce qui leur est arrivé; ces réminiscences sont toujours confuses. Cependant la typhomanie persiste encore, dans beaucoup de cas, durant tout ce stade.

Les fonctions des sens se rétablissent incessamment; d'abord l'œil reprend de la vivacité et de l'expression; la surdité et le bourdonnement d'oreilles ne se dissipent que plus tard; mais les objets extérieurs commencent à intéresser le malade; son âme s'ouvre aux sentimens affectueux ; l'amour, l'amitié, la reconnaissance, reprennent sur elle leur doux empire.

Il reste un grand abattement plus incommode qu'il ne l'était durant la stupeur; le visage est pâle et affaissé, ce qui indique la cessation de la turgescence ; il y a encore de l'étonnement dans l'esprit, la tête conserve de la pesanteur, la somnolence persiste, les facultés intellectuelles sont dans un état de faiblesse, et il y a une sorte d'irritabilité dans le caractère; la langue est blanchâtre, le goût éprouve une sorte de dépravation ; le malade est disposé à suer, il ne va point librement à la selle.

Enfin, il s'établit dans tout le corps une chaleur douce et uniforme; la soif disparaît tout-à-fait. Alors l'appétit se rétablit, et le malade commence à goûter les douceurs d'un sommeil tranquille. Son pouls devient égal et libre, quoiqu'un peu faible; ses forces musculaires se rétablissent, il les peut exercer à volonté, et bientôt il abandonne le lit avec plaisir; il éprouve déjà le désir de reprendre ses occupations ordinaires.

Le stade de rémission dure jusque vers le 21e jour.

Cette troisième période de la maladie, appelée par MM. Vaidy et Fournier stade de rémission, n'est, à mon avis, rien moins que cela; car tout concourt à prouver les efforts inouïs que fait la nature pour juger l'affection morbide d'une manière favorable. Ainsi, chez les uns, on voit survenir une sueur générale critique, ayant une odeur *sui generis*; chez d'autres, des selles liquides viennent simultanément avec des urines colorées, nuageuses, et déposant un sédiment peu foncé en couleur, apparaître comme des signes précurseurs d'une prompte convalescence : enfin, des hémorragies nasales sont encore un des moyens que la nature emploie pour parvenir à chasser au dehors, par les voies ordinaires, la maladie qui paraissait menacer les jours du malade.

Lorsque l'une des crises que je viens de mentionner a lieu, tous les organes reprennent l'exercice de leurs fonctions accoutumées : les narines, la langue, l'arrière-bouche, qui étaient d'une aridité extrême, s'humectent; les fonctions intellectuelles se rétablissent peu à peu, et les puissances musculaires recevant l'impulsion encéphalique, le malade exécute et peut exécuter de sa propre volonté des mouvemens en tout sens. Toutes les sécrétions reviennent comme par le passé, et un sommeil réparateur aide le malade à recouvrer ses forces, épuisées par une maladie aussi grave qu'effrayante.

Ainsi, au lieu d'être un stade de rémission, cette période est plutôt une lutte permanente entre la nature et la maladie ; lutte qui ne peut avoir que deux issues, la guérison ou la mort : nommer donc moment de rémission celui où le malade court les plus grands dangers, celui qui doit le rendre à la santé, ou livrer ses jours aux ciseaux acérés de l'inflexible Parque qui tient entre ses mains le fil de notre destinée, est une grande erreur, ou plutôt une faute de logique qui a échappé aux rédacteurs de la fièvre typhode. Il eût été plus convenable, ce me semble, d'appeler ce troisième temps de la maladie, d'ailleurs si bien décrit, *période critique*. Cette épithète eût averti l'homme de l'art des soins qu'il doit prendre dans ces momens, pour ne pas entraver les ressources que la nature emploie pour en venir à ses fins ; et l'aider au contraire de ses moyens, lorsqu'il est assez heureux pour deviner la voie qu'elle prendra pou r amener la crise qu'elle prépare.

La marche de cette maladie n'est pas toujours aussi régulière qu'on vient de le voir ; car elle offre parfois des anomalies extraordinaires, tant dans la durée des stades que dans l'ordre des symptômes. On a prétendu que certaines épidémies de cette affection n'avaient pas présenté de lésion à la muqueuse broncho-pulmonaire. Cela ne me paraît pas probable, et je ne suis pas le seul qui pense ainsi. En effet, comment concevoir qu'une portion assez étendue de la muqueuse soit fortement enflammée, sans que sa totalité y participe. Cela est d'autant plus impossible, que toujours, dans cette effrayante maladie, la membrane pituitaire et celle qui tapisse l'intérieur de la bouche sont irritées, et servent par les symptômes qu'elles offrent à caractériser l'irritation principale. La muqueuse bronchique, dans une telle occurrence, ne peut donc rester neutre.

La gastro-entéro-encéphalite peut se présenter compliquée de différentes affections, eu égard à l'extrême influence que la muqueuse gastro-intestinale exerce sur une foule d'organes plus ou moins essentiels à la vie. Les sympathies de cette membrane sont extrêmement nombreuses, et l'on en a journellement la preuve, puisque l'affection la plus minime de cette partie de notre être est souvent suivie de symptômes qui dénotent une ou plusieurs lésions consécutives à celle-ci, ou plutôt dépendant uniquement de cette irritation première. Or, cette maladie peut être accompagnée de complications d'autant plus fâcheuses, que ses rapports d'intimité ont lieu avec des organes dont la morbidité altère, dérange, pervertit les fonctions les plus nécessaires à notre conservation. Ainsi, c'est au cerveau, aux poumons, et enfin sur les principaux organes contenus dans les cavités thoracique et abdominale, que l'action sympathique de la tunique interne intestinale irritée se porte; alors chacune de ces complications peut être appréciée par des phénomènes qui lui sont particuliers, et que je n'entreprendrai pas de décrire ici, parce que cela me conduirait trop loin, et que d'ailleurs on peut parfaitement s'en rapporter à ce qu'en ont dit MM. Vaidy et Fournier.

Toutes les irritations locales et générales

peuvent donc compliquer la gastro-entéro-encéphalite ; et alors l'état du malade est d'autant plus grave, que la complication a lieu sur un organe plus important à la vie.

Quant aux complications de ladite affection avec les différens ordres de fièvres de Pinel, une seule peut avoir lieu, c'est celle avec la *phlébo-artérite*, ex-fièvre inflammatoire.

Les fièvres du 2e, du 3e et du 4e ordre ne sont, ainsi que celles du 5e ordre que je traite actuellement, que des irritations de la muqueuse gastrique et intestinale ; mais ces irritations peuvent exister à différens degrés d'intensité, et non se compliquer l'une par l'autre, puisqu'elles n'en font qu'une. Il est vrai que la gastrite, la sub-gastro-entérite et la gastro-entérite, n'offrent pas exactement les mêmes symptômes que la gastro-entéro-encéphalite ; mais cela tient à la différence des causes qui les ont occasionées, à la constitution, aux moeurs, au régime, aux habitudes, à la force morale des sujets affectés, ainsi qu'à la réaction plus ou moins forte, suivant l'intensité de la maladie, de l'organe irrité, sur ceux avec lesquels il a des rapports sympathiques.

La durée de la gastro-entéro-encéphalite est subordonnée à son intensité, à la cessation de la cause morbifiante, etc. ; mais surtout au mode de traitement employé pour arriver à la guérison : le terme moyen est de deux à trois septénaires ; cependant on a souvent remarqué cette maladie, une fois arrivée au troisième septénaire, rester en quelque sorte dans un état de stagnation pendant un temps plus ou moins long ; état qui n'est pas perdu pour la maladie, car il est probable qu'il résulte de son excès.

Le traitement de la gastro-entéro-encéphalite ne saurait être embarrassant pour le médecin qui a suivi les hôpitaux, et qui, ayant une connaissance parfaite des fonctions des différens organes à l'état sain, est à même d'apprécier les lésions dont ils peuvent être le siége ; au médecin surtout, qui ne veut pas rester en arrière des connaissances du jour, et qui, marchant avec la science, mais sans être exclusif, s'aide dans l'intérêt commun de tout ce que les diverses doctrines peuvent présenter d'utile.

Stoll et ses partisans préconisaient, dans le début de la maladie, une mixture dans laquelle entrait l'ipécacuanha, pour débarrasser les premières voies de la bile qu'ils regardaient comme cause première de l'affection morbide; et prescrivaient ensuite des médicamens propres à porter à la peau, et à augmenter la sécrétion des urines.

Les alexipharmaques faisaient un grand usage de préparations monstrueuses, par la quantité de substances médicinales qui entraient dans leur composition; préparations qui décorent à merveille les pharmacies, mais qui à présent n'en sortent presque jamais.

Les médecins humoristes, attribuant la prétendue fièvre ataxique à la putridité des humeurs, pensaient qu'il était urgent d'employer les purgatifs, afin de chasser au dehors ce qu'ils appelaient l'*humeur peccante*.

Brown et ses sectaires, voyant partout de l'asthénie, de l'adynamie, employaient le vin, le quinquina, la serpentaire de Virginie, le camphre, le musc, le castoréum, l'éther, l'opium, etc.

Tous étaient dans l'erreur la plus grande, et faisaient une médecine perturbatrice autant que dangereuse.

Pringle, Bosquillon, Marcus de Bamberg, ont conseillé la saignée générale; mais ils l'ont pratiquée avec profusion, et sont par conséquent tombés dans un excès contraire à celui des médecins déjà cités, qui proscrivaient la saignée comme devant amener des suites on ne peut plus fâcheuses.

MM. Broussais, Vaidy, Fournier, Boisseau, etc., pensent, avec raison, qu'il faut user avec modération des saignées générales, et qu'il vaut mieux, dans beaucoup de cas, employer de préférence les évacuations sanguines locales, pratiquées le long du trajet du tube alimentaire, à partir de l'épigastre jusqu'à la partie inférieure de l'abdomen. En effet, il n'est pas question ici de désemplir les gros vaisseaux, d'agir sur tout le système sanguin en général; l'indication est au contraire de diminuer l'irritation de l'estomac et des intestins, de la faire avorter, s'il est possible, en provoquant, à l'aide des sangsues ou des ventouses scarifiées, des déplétions sanguines locales; enfin, de tirer du sang des radicules artérielles ambiantes de l'organe malade.

MM. Vaidy et Fournier pensent qu'il est

indispensable de donner le plus tôt possible un vomitif à l'individu atteint de fièvre typhode (gastro-entéro-encéphalite), afin de nettoyer les premières voies, de diminuer l'état catarrhal, etc. Ils prétendent aussi que l'action de ce médicament doit atténuer d'une manière sensible les vertiges et les douleurs de tête. Je ne puis comprendre ce résultat, car, d'après l'aveu même de ces auteurs, la première période de cette maladie est caractérisée par des symptômes inflammatoires; or l'irritation est patente : maintenant, si cette irritation est générale, il faut, ce me semble, se garder de faire une médication qui serait propre à l'augmenter; et c'est ce que produirait indubitablement l'ingestion de l'émétique dans l'estomac, car ce médicament imprime toujours à l'organisme une secousse violente. Si au contraire l'irritation est locale, si elle a son siége sur la muqueuse gastro-intestinale, ce qui est en effet, nul doute que le vomitif lui donnera un nouveau degré d'intensité plutôt que de la diminuer; et dès-lors la douleur de tête et les vertiges qui, dans ce cas, sont des phénomènes sympathiques de l'affection dénommée, ne sauraient, à mon avis, qu'offrir plus ou moins d'augmentation selon la violence des efforts que le malade ferait pour vomir, de même que selon le plus ou le moins du médicament irritant ingéré.

Les docteurs expérimentés que je viens de citer, et dont je combats bien malgré moi quelques idées, car je reconnais leur supériorité sur moi, et leur profonde instruction, disent avoir retiré parfois, dans la deuxième période, de grands avantages de l'acétate d'ammoniaque, à l'action duquel ils attribuent la moiteur qui se déclare à la peau, et l'humidité qui survient à la langue. Toutefois, ils ajoutent que cet excitant diffusible peut agir sur l'intestin et entretenir la diarrhée, et qu'il faut alors en suspendre l'usage. On a beau discontinuer l'emploi de ce médicament, le mal n'en est pas moins fait, et il peut être irréparable. Puisqu'il n'est pas possible de préciser les cas où on pourrait l'administrer sans danger, n'est-il pas infiniment plus prudent de ne pas le prescrire du tout pour éviter de fâcheuses erreurs? Au surplus, un médicament qui exerce une action irritante sur le tube alimentaire, précisément lorsque celui-ci est le siége d'une irritation, ne doit-il pas être exclu de la série des moyens thérapeutiques à employer pour la combattre? Les réflexions me paraissent inutiles, et la réponse ne saurait être négative.

Revenant à la méthode de Brown, ils prescrivent également dans cette deuxième période, l'usage du vin, des toniques en général, et de quelques substances qui ont une action plus ou moins directe sur le système nerveux: ainsi, le camphre, l'éther, l'arnica, la valériane, la camomille, la serpentaire, l'angélique, le roseau aromatique, sont tour à tour employés par eux.

Hildenbrand et beaucoup de médecins allemands prétendent que l'arnica est, parmi les plantes officinales, celle qui exerce une influence plus marquée sur le cerveau, et qui est la plus propre à faire cesser le délire et l'état de stupeur du malade.

Pour moi, je fais une proscription en masse de tous ces médicamens incendiaires, pour les cas de gastro-entéro-encéphalite, bien persuadé que je suis qu'ils ne conviennent nullement, et que leur emploi doit nécessairement aggraver l'état du malade, et concourir à frapper l'intestin de gangrène : car, ainsi que je l'ai déjà dit, cette période de la maladie n'est pas une période purement nerveuse, mais bien un stade de sur-irritation.

Jacques Currié, Joseph Franck, Giannini, Fizer, Brunninghausen, préconisent dans la première période, les bains froids, les affusions et les aspersions d'eau froide; ils prétendent en avoir retiré de grands avantages.

Il me semble que l'on pourrait contester l'efficacité de ce moyen thérapeutique, appliqué sur toute l'économie. En effet, quelle est l'action de l'eau froide, c'est d'astreindre, de resserrer, de crisper, de donner du ton à la partie sur laquelle on l'applique; et si cette application a lieu sur toute la surface du corps, d'agir comme un agent concentrique, si je puis m'exprimer ainsi, qui force le sang des capillaires sous-jacens à la peau à refluer vers le centre; et c'est précisément ce que le médecin physiologiste évitera soigneusement, dans la crainte d'augmenter l'irritation du tube intestinal.

L'eau froide, et mieux encore la glace, peuvent bien concourir, étant appliquées sur la tête, à diminuer les phénomènes cérébraux; mais il faut pour cela que leur action soit simultanée avec des irritans dérivatifs placés aux extrémités inférieures, et que ces applications aient été précédées d'amples évacuations sanguines.

Pour me résumer, le traitement de la gastro-entéro-encéphalite doit consister quelquefois dans les évacuations sanguines pratiquées aux veines d'un gros calibre, telles que les veines jugulaires et celles des extrémités supérieures; mais le plus souvent les saignées locales conviennent infiniment mieux que les saignées générales. Il est fort souvent urgent de réitérer l'application des sangsues, surtout lorsque le médecin craint, quoique bien à tort, de les appliquer *ex abrupto* en trop grand nombre : car il est à remarquer que, dans ce genre d'affections, les demi-moyens, le *mezzo termine* des Italiens, au lieu de diminuer l'intensité de la maladie, ne sont propres qu'à lui donner plus d'action.

Viennent ensuite, comme moyens adjuvans, l'emploi des boissons adoucissantes et mucilagineuses dans tout le cours de la maladie, les lavemens émolliens, les fomentations ou les cataplasmes émolliens appliqués sur l'épigastre et la région pelvienne ; enfin, la glace sur la tête, les sinapismes et les vésicatoires aux extrémités inférieures. Pour les vésicatoires, on a soin de les saupoudrer de camphre, afin qu'ils n'exercent pas une action trop forte sur les voies urinaires.

Ce traitement, tout laconique, tout précis qu'il est, ne peut être suivi à la lettre dans tous les cas, parce que l'affection morbide peut offrir plus ou moins d'intensité, et que les individus qui en sont atteints ne possèdent pas tous la même constitution et surtout le même tempérament; mais alors la sagacité du médecin vient à son secours pour lui faire discerner et l'état physique de l'individu égrotant, et le degré de la morbidité.

En tout état de choses, il est excessivement important, dans le traitement de cette maladie, de ne prescrire à aucune de ses époques ce qui est propre à augmenter l'irritation du tube intestinal, ou à la réveiller lorsqu'on est parvenu à s'en rendre maître, parce que les rechutes en sont extrêmement dangereuses; ainsi, le vin et tous les toniques et excitans internes seront mis à l'index, comme des médicamens éminemment nuisibles.

La convalescence exige surtout des soins extrêmement minutieux, une grande surveillance, une parcimonie calculée dans la prescription des alimens et du vin; car nul n'est plus près de la maladie que celui qui en sort. Il suffit dans ce cas du plus petit écart de régime, pour occasioner une rechute dont les suites sont souvent fâcheuses, parce que la nature a en quelque sorte épuisé ses ressources, et n'est alors plus à même d'opposer une résistance victorieuse à l'empire de la destruction.

Je crois devoir rapporter ici quelques observations de gastro-entéro-encéphalite que j'ai recueillies dans un hôpital civil et militaire d'une ville d'un département de l'ouest, sur des soldats du 36e régiment d'infanterie de ligne, auquel j'étais attaché en qualité de chirurgien aide-major, et qui, soignés tantôt par une méthode tonico-excitante, et d'autres fois tonico-débilitante, succombèrent dans un très-court espace de temps. Je fus affligé autant que surpris de voir le médecin en chef dudit hospice, qui traita ces malheureux, suivre une telle médication; car il a par-devers lui une longue expérience, et un grand fonds d'une brillante théorie : tant il est vrai que l'erreur est souvent le propre des humains. Mais, partageant les principes de l'ancienne médecine, induit en erreur par l'apparence de torpeur, d'affaissement qui se manifestait dans le début, et peut-être aussi par le caractère épidémique que cette affection avait pris, le médecin, quoique érudit, persista toutefois dans son erreur, et les conséquences en furent des plus funestes.

Les résultats des nécropsies, placés à la suite des observations, viennent à l'appui, de la manière la plus palpable, des avantages qui découlent de la doctrine physiologique; car les sujets chez lesquels on pratiqua des évacuations sanguines, bien que trop exiguës, présentèrent à l'autopsie des lésions infiniment moindres que ceux qui furent traités par les toniques et les excitans. Une raison plus péremptoire encore des succès obtenus par les antiphlogistiques, c'est qu'après une consultation qui eut lieu entre les médecins de l'établissement et les chirurgiens militaires de la garnison (dont je faisais partie), l'avis d'employer la méthode antiphlogistique ayant prévalu à une grande majorité, et celle-ci ayant été mise en pratique *illicò*, tous les militaires qui entrèrent à l'hôpital, atteints de la même affection que ceux qui avaient succombé, guérirent parfaitement et en peu de temps, bien que la maladie offrît la même gravité.

Aussitôt cessa l'alarme qui s'était emparée des habitans avoisinant l'hospice, ainsi que les vives inquiétudes qu'avaient conçues les autorités civiles et militaires.

Ces faits sont authentiques, irrécusables, aussi bien que les immenses bienfaits dus à la méthode curative de M. Broussais. Ils sont un titre de plus, qu'a acquis cet illustre médecin, à la reconnaissance des humains.

PREMIÈRE OBSERVATION.

G.... M.-N., âgé de 22 ans, d'un tempérament nervoso-sanguin, d'une forte constitution, fusilier à la 6e compagnie du 3e bataillon du 36e régiment d'infanterie de ligne, entre à l'hôpital le 19 juin.....

A la visite du 20 au matin, il présente les symptômes suivans : céphalalgie intense, yeux injectés, face animée, regard étonné, langue rouge à la pointe et sur les bords, soif très-vive, pouls petit et lent, peau sèche et très-chaude, affaissement général.

Prescription. Eau de gomme édulcorée, eau de veau, diète, et une saignée au bras.

Le 21, le malade était un peu mieux ; cependant le pouls toujours lent faisait craindre que les accidens cérébraux ne se reproduisissent, bien que la douleur de tête fût moindre.

Prescription. Diète, eau de gomme édulcorée, eau de veau.

Les 22, 23, 24 et 25, même état du malade, mêmes prescriptions.

Le 26, la céphalalgie est revenue, les idées

sont incohérentes par moment, la langue est plus rouge, une légère douleur se fait sentir à l'épigastre, constipation.

Prescription. Diète, limonade vineuse, eau de veau, sinapismes aux cuisses.

Le 27, même état, mêmes boissons, sinapismes aux bras.

Le 28, le malade délire depuis la nuit; la langue, les gencives et les dents sont recouvertes d'un enduit fuligineux très-épais et visqueux; éruption de pétéchies sur le thorax; l'épigastre est plus douloureux, l'abdomen est tendu; le pouls est plus petit, irrégulier; la peau brûlante, terreuse; soubresauts des tendons, mouvemens carpologiques, constipation.

Prescription. Limonade vineuse, potion tonique camphrée, fomentations émollientes sur l'abdomen, sinapismes aux jambes.

Le 29, même état, plus une prostration extrême; limonade vineuse, potion tonique, deux tasses de décoction de kina camphrée, sinapismes aux bras.

Le 30, les symptômes ont acquis plus d'intensité; même prescription.

Le 1er juillet, le malade est agonisant; limonade vineuse, potion cordiale, frictions générales avec l'alcool.

Le 2, mort.

NÉCROPSIE.

Crâne. Engorgement des méninges et de la pulpe cérébrale; il y a du pus sous divers points de l'arachnoïde; sinus cérébraux gorgés de sang.

Thorax. Poumons sains; cœur extrêmement ramolli.

Abdomen. Muqueuse de l'estomac presque totalement sphacélée, ulcérée dans plusieurs points; la membrane péritonéale paraît avoir participé de l'inflammation de la membrane interne; ulcères et escarrhes gangréneuses dans l'intérieur du tube intestinal; le foie est couleur d'ardoise à l'extérieur; en le coupant, le sang sort en abondance.

DEUXIÈME OBSERVATION.

D..... J.-B., âgé de 22 ans, d'un tempérament bilioso-sanguin, fusilier à la 2e compagnie du 3e bataillon du 36e régiment d'infanterie de ligne, entre à l'hôpital le 23 juin, et présente à la visite du 24 les phénomènes suivans : douleur violente occupant toute la tête, visage vultueux, conjonctives injectées, regard étonné, battemens très-prononcés des artères carotides, temporales et labiales; langue blanche, mais rouge à sa pointe et sur ses bords; soif très-grande, épigastre légèrement douloureux à la pression, quelques selles liquides.

Prescription. Diète, eau de riz édulcorée, eau de veau.

Les 25, 26 et 27, même état du malade, mêmes prescriptions.

Le 28, la douleur de tête est plus forte. Même prescription, et de plus huit sangsues derrière les oreilles.

Les 29 et 30, les idées se troublent, on craint du délire. Eau de riz, eau de veau; sinapismes aux pieds.

Le 1er juillet, même état, même prescription.

Le 2, la nuit a été très-fatigante pour le malade, il a constamment déliré; la face prend une teinte violacée ; la langue est couverte, ainsi que les gencives et les dents, d'un enduit fuligineux ; l'épigastre est plus douloureux, l'abdomen balonné ; constipation, urines très-rares, rouges ; éruption de pétéchies sur le thorax, peau très-chaude et sèche ; pouls très-petit, irrégulier, donnant parfois trois à quatre fortes pulsations, puis huit à dix petites.

Prescription. Limonade vineuse, vésicatoires aux jambes, fomentations émollientes sur l'abdomen.

Le 3, légère exacerbation des symptômes vers le soir ; le délire ne quitte plus le malade.

Prescription. Limonade vineuse, deux tasses de décoction de kina, fomentations émollientes sur l'abdomen, sinapismes aux cuisses.

Le 4, même état, même prescription.

Le 5, *idem*, *idem*, de plus une potion tonique.

Le 6, face livide, râle, prostration extrême ; langue comme carbonisée ; abdomen très-balonné ; pouls misérable, à peine sensible ; surface des vésicatoires gangrénée.

Prescription. Limonade vineuse, deux tasses de décoction de kina, potion tonique, fomentations émollientes sur l'abdomen.

Le 7, mort.

NÉCROPSIE.

Crâne. Rougeur considérable des méninges ; petite quantité de pus sous l'arachnoïde ; pulpe cérébrale très-dense, laissant échapper des gouttelettes de sang en la coupant ; quantité prodigieuse de sang dans les sinus cérébraux ; cervelet ramolli et gorgé de sang.

Thorax. Cœur très-ramolli, renfermant un gros caillot de sang dans le ventricule droit.

Abdomen. Taches rouges, noires, sur la muqueuse de l'estomac ; escarrhes gangréneuses et des points ulcérés, sur la tunique interne des intestins.

TROISIÈME OBSERVATION.

D..... J.-B.-E., âgé de 22 ans, d'un tempérament bilioso-sanguin, fusilier à la 5e compagnie du 3e bataillon du 36e régiment d'infanterie de ligne, entre à l'hôpital le 25 juin, et présente à la visite du 26 les symptômes suivans :

Céphalalgie intense, face animée, battemens très-prononcés des artères carotides et temporales; regard inquiet, hébété; langue rouge à la pointe et sur les bords, soif ardente, pouls petit et lent, peau chaude et très-sèche, prostration des forces.

Prescription. Le quart d'alimens, et limonade pour boisson.

Les 27 et 28, mêmes symptômes, mêmes prescriptions.

Le 29, le malade se plaint d'une légère douleur à l'épigastre, et de l'augmentation de la céphalalgie.

Prescription. Soupe, limonade, un bain de pieds sinapisé.

Le 30 juin et le 1er juillet, même état, mêmes prescriptions.

Le 2 juillet, le malade a été agité toute la nuit; la céphalalgie est encore augmentée, la langue est plus rouge; il y a un peu de toux; la douleur épigastrique se fait sentir avec plus de force; diarrhée de matières jaunâtres.

Prescription. Eau d'orge édulcorée, eau de veau, julep adoucissant, lavement émollient.

Les 3 et 4, même état, mêmes prescriptions.

Le 5, délire continuel; enduit fuligineux sur la langue, les dents et les gencives; mouvemens tétaniques des membres, soubresauts des tendons, carpologie, pouls petit, irrégulier, ventre balonné et douloureux, pétéchies sur le thorax.

Prescription. Limonade vineuse, potion antispasmodique.

Le 6, les symptômes morbides deviennent de plus en plus alarmans. Limonade vineuse, une tasse de décoction de kina, potion tonique, vésicatoires aux jambes.

Le 7, mort.

NÉCROPSIE.

Crâne. Vaisseaux de la dure-mère gorgés de sang; dure-mère très-rouge et épaissie; pie-mère et arachnoïde enflammées; traces de suppuration sous l'arachnoïde, vers la partie antérieure et supérieure des hémisphères cérébraux; engorgement sanguin au cerveau; sinus cérébraux remplis de sang.

Thorax. Rien de particulier.

Abdomen. Surface interne du gaster très-rouge, présentant des points ulcérés, gangréneux ; la muqueuse du tube intestinal très-enflammée, et détruite dans plusieurs points; dégénérescence tuberculeuse vers la valvule iléo-cœcale.

QUATRIÈME OBSERVATION.

V..... J., âgé de 24 ans, d'une constitution athlétique, d'un tempérament éminemment sanguin, fusilier à la 5ᵉ compagnie du 3ᵉ bataillon du 36ᵉ régiment d'infanterie de ligne, entre à l'hôpital le 27 juin, se plaignant d'une lassitude extrême, et de douleurs violentes à la tête. A la visite du 8, il présente les symptômes ci-après:

Face animée, yeux injectés, battemens très-marqués des artères carotides, temporales et labiales, stupeur, langue rouge sur les bords et à la pointe, très-sèche; douleur à l'épigastre, ventre tendu, constipation, pouls très-lent, petit; peau chaude et sèche.

Prescription. Diète, limonade vineuse, potion tonique, fomentations émollientes sur l'abdomen, lavemens émolliens.

Les 29 et 30, même état, mêmes prescriptions.

Le 1er juillet, la langue, les gencives et les dents sont couvertes d'un enduit fuligineux; l'haleine est infecte; constriction à la gorge, un bourdonnement désagréable dans les oreilles, épigastre très-douloureux, abdomen très-tendu, le pouls plus petit, toujours aussi lent; la dilatation de l'artère est plus sensible que sa contraction; déjections alvines fréquentes, urines claires, rares, et leur émission s'accompagnant d'un sentiment de douleur dans le canal de l'urètre; peau chaude, sèche et rude au toucher; pétéchies sur le thorax.

Prescription. Eau de veau, potion tonique, fomentations émollientes sur le bas-ventre, sinapismes aux pieds.

Vers le soir du même jour, tous les symptômes s'aggravèrent, et il en résulta pour le malade une crise pénible. La constriction de la gorge était tellement augmentée, que la respiration simulait une violente pneumonie; les douleurs de tête et de l'estomac étaient accrues d'intensité; le pouls était très-irrégulier. Cette agitation fut suivie d'un affaissement extrême, le pouls devint ondulant; on sentait deux ou trois fortes pulsations, sur huit ou dix petites; la sécheresse et la chaleur de la peau devinrent plus fortes, et la langue d'un rouge plus foncé à sa pointe, mais toutours fuligineuse. La nuit fut extrêmement agitée, et le malade eut un délire violent.

Le 2, abattement extrême, céphalalgie plus forte, respiration gênée par la constriction tétanique de la gorge, et l'accumulation de mucosités dans les fosses nasales et l'arrière-bouche; haleine plus fétide encore; pouls faible, mais fréquent; peau toujours sèche et brûlante.

Prescription. Eau de veau, limonade vineuse, potion tonique, fomentations émollientes sur le bas-ventre, lavemens émolliens, vésicatoires aux jambes.

A midi, même jour, chaleur extrême à la

peau, violentes douleurs de tête à la région frontale, douleur à l'épigastre et dans les fosses nasales, tension et sensibilité extrêmes de l'abdomen, toux légère, fréquente, et accompagnée d'une expectoration muqueuse assez épaisse.

Le soir, même jour, pouls plus fort et moins irrégulier qu'à l'ordinaire; réponses brusques et peu appropriées aux questions; vives démangeaisons des vésicatoires.

La nuit, délire violent et continuel.

Le 3, céphalalgie des plus intenses, pommettes très-rouges et brûlantes, interruption de la parole, délire morne et taciturne, ventre toujours tendu; les vésicatoires ne suppurent pas, bien qu'on les excite; leur surface présente des escarrhes gangréneuses.

Prescription. Limonade vineuse, deux tasses de décoction de kina, fomentations émollientes, lavemens émolliens.

Le 4, aspect sombre et désespérant, langue gercée et couverte d'une croûte noire très-épaisse, pouls mou et fréquent; selles liquides, jaunâtres et très-fréquentes; silence, abattement total, immobilité parfaite; soubresauts des tendons; roideur tétanique de la mâchoire inférieure; mouvemens convulsifs des ailes du nez et des lèvres.

Même prescription que la veille.

Le 5, même état du malade, même prescription.

Le 6, râle, paupières à demi-fermées, mouillées d'une sanie blanchâtre qui découle de chaque angle; pouls faible et lent, peau terreuse et brûlante.

Prescription. Limonade vineuse, deux tasses de décoction de kina camphrée, fomentations émollientes sur l'abdomen, lavemens émolliens, sinapismes aux bras.

Sur les dix heures du matin, la respiration semblait être interrompue, et reprise ensuite avec effort; pouls très-faible, peau sèche et froide; vers midi, c'est-à-dire après l'effet des sinapismes, la peau reprit sa chaleur accoutumée; deux heures après, la figure se couvrit, surtout au front, d'une sueur abondante rassemblée en gouttelettes; une heure après, les bras furent aussi couverts de sueur; et sur les quatre heures, la transpiration était générale : râle permanent, difficulté extrême de desserrer les dents et d'avaler; vers les six heures du soir, faiblesse extrême du pouls, cessation de la sueur, peau glaciale, hoquet fréquent; mort, vers les sept heures.

NÉCROPSIE.

Crâne. Membranes du cerveau injectées; pulpe cérébrale très-ferme; sinus cérébraux gorgés de sang; cervelet ramolli.

Moelle épinière. Les membranes de la moelle épinière sont très-rouges, et réduites en putrilage vers la 6e vertèbre cervicale, et vers les 7e et 8e dorsales; la moelle est gorgée de sang, surtout entre les épaules.

Thorax. Plusieurs points d'adhérence à la plèvre; cœur ramolli.

Abdomen. Membrane péritonéale de l'estomac très-enflammée; l'intérieur de cet organe renferme une grande quantité de matière bilieuse, et beaucoup de vers; la muqueuse gastrique est comme carbonisée; la muqueuse intestinale très-rouge et parsemée d'escarrhes gangréneuses et de points ulcérés; dégénérescence tuberculeuse de la muqueuse du cœcum.

CINQUIÈME OBSERVATION.

C... F.-L.-J., âgé de 22 ans, d'un tempérament éminemment sanguin, d'une forte constitution, fusilier à la 5e compagnie du 3e bataillon du 36e régiment d'infanterie de ligne, entre à l'hôpital le 28 juin, avec tous les prodromes d'une gastro-entéro-encéphalite.

Le 29, il présente les symptômes ci-après : céphalalgie intense; battemens des artères carotides, temporales et labiales, très-sensibles à la vue; regard hébété, traces sur le physique d'un profond chagrin, face animée, langue rouge à la pointe et sur les bords, soif très-vive, douleur épigastrique, abdomen sensible à la pression, surtout vers l'hypogastre; urines très-rares, diarrhée de matières noirâtres, pouls petit et lent, peau chaude et sèche, décubitus sur le dos.

Prescription. Diète, eau de veau, eau de riz, lavement laudanisé.

Les 30 juin et 1er juillet, même état, mêmes prescriptions.

Le 2 juillet, embarras au cerveau, les idées se troublent, le délire commence, la face est plus rouge, la langue très-sèche et très-rouge, l'épigastre et l'abdomen plus douloureux que les jours précédens, les déjections anales moindres, mais très-noires; le pouls est le même, la peau brûlante et d'une sécheresse extrême.

Prescription. Limonade vineuse, deux tasses de décoction de kina, fomentations émollientes sur le bas-ventre, vésicatoires aux jambes.

Le 3, mêmes symptômes, même prescription.

Le 4, délire continuel, agitation extrême, fuliginosités sur les dents, les gencives et la langue, pétéchies sur le thorax, épigastre très-douloureux, abdomen très-tendu et sensible à la moindre pression, constipation, pouls à peine sensible, carpologie, système dermoïde très-sec, terreux.

Même prescription que la veille.

Le 5, mêmes symptômes, mais plus intenses; la surface des vésicatoires est gangrénée; râle très-fort.

Même prescription que la veille, et de plus une potion tonique.

Le 6, mort.

NÉCROPSIE.

Crâne. Injection considérable des méninges, épanchement séreux entre la pie-mère et l'arachnoïde, cette dernière membrane est beaucoup épaissie; pulpe cérébrale ferme, en la coupant le sang en sort par gouttelettes; petite quantité de sérosité dans les ventricules.

Thorax. Rien de particulier.

Abdomen. La muqueuse de l'estomac offre des taches gangréneuses, des ulcères; elle est extrêmement ramollie et détruite même dans certains endroits; escarrhes gangréneuses, ulcères et échimoses dans différens points de la muqueuse intestinale, mais principalement au duodénum, au jéjunum et au cœcum; dans ce dernier, elle est presque entièrement désorganisée : épiploon injecté, glandes mésentériques très-engorgées, foie ardoisé et contenant beaucoup de sang.

SIXIÈME OBSERVATION.

O.... P.-A., âgé de 22 ans, d'un tempérament sanguin, d'une forte constitution, fusilier à la 5e compagnie, entre à l'hôpital le premier juillet, et présente à la visite du 2 les symptômes suivans : céphalalgie très-intense, face animée, yeux injectés, regard étonné, pulsations très-fortes et très-visibles des artères du cou, des tempes et de la face; langue sèche, et rouge sur ses bords et à sa pointe; soif ardente, épigastre légèrement douloureux à la pression, pouls lent, petit et concentré; urines abondantes, très-rouges et émises avec un sentiment d'ardeur à l'urètre; constipation, peau sèche et âcre au toucher.

Prescription. Diète, eau d'orge édulcorée, bains de pied.

Le 3, mêmes symptômes, même prescription.

Le 4, le malade étant resté la poitrine découverte pendant la nuit, il était survenu de la toux, et une légère difficulté de respirer.

Prescription. Diète, eau d'orge, bain de

pieds, potion vomitive avec l'ipécacuanha.

Les 5, 6 et 7, augmentation des symptômes cérébraux et gastriques, continuation de la toux et de la gêne dans la respiration ; néanmoins mêmes prescriptions, en supprimant toutefois la potion vomitive.

Le 8 au matin, le malade dit avoir été agité toute la nuit par des rêves fatigans. Même prescription que la veille.

A trois heures après midi, même jour, le malade était dans un état alarmant ; il commençait à délirer, il avait le visage vultueux, les battemens artériels plus prononcés ; la langue était très-sèche, et se couvrait, ainsi que les gencives et les dents, d'un enduit fuligineux ; l'oppression était extrême, l'épigastre très-douloureux, la peau très-chaude et sèche ; prostration apparente, décubitus sur le dos.

A la visite du soir, il lui fut prescrit vingt-cinq sangsues, dont dix au cou et quinze à l'épigastre ; plus, un cataplasme sinapisé sur le thorax, et des lotions d'oxicrat sur la tête.

Le 9, légère amélioration ; les symptômes inflammatoires sont moins intenses, mais ils n'en persistent pas moins.

Prescription. Eau de veau, eau d'orge édulcorée, un lavement émollient, et un sinapisme à la cuisse droite.

Le 10, recrudescence des symptômes, délire par momens.

Prescription. Eau de eau d'orge, vésicatoires aux jambes.

Le 11, délire continuel, mouvemens carpologiques, soubresauts des tendons, langue comme carbonisée, respiration toujours très-laborieuse, éruption de pétéchies sur le thorax, épigastre excessivement douloureux, abdomen sensible à la pression, surtout vers la valvule iléo-cœcale; urines rares, quelques selles liquides, fétides et verdâtres; peau brûlante, sèche et terreuse.

Prescription. Limonade vineuse, potion tonique, lavemens émolliens, fomentations émollientes sur l'abdomen et l'épigastre.

Les 12, 13 et 14, stagnation des phénomènes morbides.

Mêmes prescriptions.

Le 15, mêmes symptômes, mais plus intenses.

Prescription. Limonade vineuse, potion tonique, un lavement émollient, fomentations émollientes sur l'abdomen, looch blanc, cataplasmes sinapisés appliqués tour à tour, dans la journée, sur les membres thoraciques et abdominaux.

Les 16 et 17, augmentation toujours croissante des phénomènes morbides.

Mêmes prescriptions.

Le 18, mort.

NÉCROPSIE.

Crâne. Engorgement des vaisseaux sanguins de la dure-mère, épaississement considérable de cette membrane; pie-mère et arachnoïde très-rouges; une petite quantité de pus se rencontre sous cette dernière méninge, vers la partie antérieure et supérieure des lobes cérébraux; pulpe cérébrale très-résistante, gorgée de sang; cervelet ramolli; grande quantité de sang dans les sinus crâniens.

Thorax. Surface extérieure de l'estomac rouge, face interne parsemée de taches rouges, noires, et présentant de larges escarrhes gangréneuses; la muqueuse gastrique s'enlevant comme du pus avec le scalpel, vers le pylore; le duodénum a participé à l'inflammation de l'estomac, ainsi que certaines portions de l'intestin grêle et des gros intestins; vers la valvule iléo-cœcale, on rencontre des ulcères, et des points de dégénérescence tuberculeuse de la muqueuse; le pancréas et les glandes mésentériques sont engorgés.

SEPTIÈME OBSERVATION.

A.... L.-J., âgé de 22 ans, d'un tempérament sanguin, d'une constitution robuste, fusilier à la 4e compagnie du 3e bataillon du 36e régiment d'infanterie de ligne, entre à l'hôpital le 1er juillet; le 2, il présenta à la visite du matin les symptômes qui suivent :

Céphalalgie très-forte, yeux très-rouges, visage vultueux, pulsations très-marquées des artères carotides et temporales, langue sèche et rouge à la pointe, soif intense, douleur à l'épigastre, constipation, urines abondantes très-rouges, pouls petit et très-lent, peau sèche et d'une chaleur mordicante.

Prescription. Diète, eau de gomme édulcorée, eau de veau, un lavement émollient.

Le 3, mêmes symptômes, même prescription, et de plus application de quinze sangsues à l'épigastre.

Le 4, les idées ne sont plus nettes; embarras au cerveau, langue plus sèche et plus rouge, difficulté d'articuler certains mots; quelques mouvemens tétaniques des membres, peau brûlante, la douleur épigastrique a augmenté; pouls plein, très-irrégulier, et donnant parfois trois ou quatre fortes pulsations, puis une dizaine de petites.

Prescription. Eau de veau, eau de gomme édulcorée, un lavement émollient, une potion antispasmodique.

Le 5, délire par momens, visage violacé, langue, gencives et dents recouvertes d'un enduit fuligineux très-épais et visqueux; sentiment de strangulation, pétéchies sur le thorax, épigastre tendu et très-douloureux, abdomen balonné, constipation, urines rares et émises avec un sentiment d'ardeur à l'urètre, pouls petit, lent et irrégulier, peau brûlante et âcre, soubresauts des tendons, carpologie.

Prescription. Limonade vineuse, une tasse de décoction de kina, deux vésicatoires aux jambes, fomentations émollientes, deux demi-lavemens émolliens.

Le 6, même état du malade; limonade vineuse, une tasse de décoction de kina, lavemens et fomentations.

Le 7, légère exaspération des symptômes morbides.

Prescription. Limonade vineuse, deux tasses de décoction de kina camphrée, potion tonique, mêmes lavemens et fomentations.

Le 8, délire continuel; la lividité de la face et les battemens extrêmement forts des artères carotides et temporales font craindre une congestion sanguine considérable au cerveau; la langue offre l'aspect d'un morceau de charbon, respiration stertoreuse, pétéchies sur le thorax en plus grande quantité, épigastre et abdomen plus souples; il y a eu deux selles dans la nuit; urines toujours rares et émises avec douleur; pouls misérable, irrégulier et assez fréquent; peau terreuse, soubresauts des tendons.

Prescription. Limonade vineuse, deux tasses de décoction de kina camphrée, potion tonique, sinapismes aux cuisses, fomentations et lavemens.

Le 9, mêmes symptômes, même prescription, plus un vésicatoire à la nuque.

Le 10, augmentation très-sensible de tous les symptômes; limonade vineuse, potion tonique.

Le 11, le malade est agonisant; même prescription.

Le 12, mort.

NÉCROPSIE.

Crâne. Engorgement des vaisseaux et des méninges, épaississement de la dure-mère, petite quantité de pus sous l'arachnoïde, pulpe cérébrale dure, résistante et laissant transsuder le sang en la coupant; sinus cérébraux remplis de sang.

Le larynx renferme une grande quantité de mucosités noirâtres.

Thorax. Poumons volumineux et contenant beaucoup de sang, cœur très-ramolli.

Abdomen. La muqueuse gastro-intestinale présente des taches rouges, noires, des ulcères, des escarrhes gangréneuses, et des dégénérescences tuberculeuses vers le pylore; le foie est couleur d'ardoise, gorgé de sang; les glandes mésentériques sont engorgées.

HUITIÈME OBSERVATION.

H..... B.-J., âgé de 22 ans, d'un tempérament bilieux-sanguin, d'une forte constitution, fusilier à la 5e compagnie du 3e bataillon du 36e régiment d'infanterie de ligne, entre à l'hôpital le 2 juillet, avec les symptômes d'une encéphalite commençante.

Le lendemain, 3 du courant, il présenta à la visite du matin les symptômes suivans: céphalalgie des plus violentes, yeux injectés, face rouge, regard inquiet, battemens très-développés des artères carotides, temporales et labiales; langue sèche, blanche, mais rouge à sa pointe et sur ses bords; soif très-vive, épigastre douloureux au toucher, diarrhée de matières jaunâtres, pouls lent et petit, peau chaude et sèche.

Prescription. Diète, eau de gomme édulcorée, quinze sangsues à l'épigastre.

Le 4, amélioration des symptômes, selles plus abondantes.

Prescription. Eau de gomme édulcorée, lavement laudanisé, dix sangsues au siége.

Le 5, discours entrecoupés, perte de la mémoire, idées incohérentes, langue très-rouge dans toute sa surface, douleur épigastrique intense, quelques mouvemens convulsifs des membres, pouls lent et irrégulier, peau âcre et sèche.

Prescription. Limonade vineuse, une tasse de décoction de kina, vésicatoires aux jambes, lavement laudanisé, potion tonique.

Les 6 et 7, mêmes symptômes; mêmes prescriptions, à l'exception des vésicatoires.

Le 8, tous les phénomènes morbides susnommés ont acquis plus d'intensité; délire par momens.

Prescription. Eau de gomme, eau de veau, lavemens émolliens, cataplasmes émolliens sur l'épigastre et le bas-ventre, sinapismes aux cuisses.

Le 9, même état du malade; même prescription.

Le 10, délire permanent; langue, gencives et dents couvertes d'un enduit fuligineux très-consistant ; épigastre très-douloureux, la diarrhée persiste, le pouls est très-lent, presque imperceptible, la peau brûlante et rugueuse au toucher, soubresauts des tendons, carpologie, râle.

Prescription. Eau de veau, eau de gomme édulcorée, lavement émollient, cataplasme de farine de lin sur l'abdomen, sinapismes aux pieds.

Le 11, le malade est agonisant; même prescription.

Le 12, mort.

NÉCROPSIE.

Crâne. Injection de la dure-mère et de ses vaisseaux ; adhérence de l'arachnoïde à la pulpe cérébrale, vers la partie antérieure et supérieure des hémisphères du cerveau; petite quantité de pus sous ces adhérences; substance cérébrale très-ferme, et transsudant du sang en la coupant; cervelet ramolli et très-rouge; sinus cérébraux, mais surtout le transversal gauche, remplis de sang.

Thorax. Cœur ramolli.

Abdomen. Traces légères d'inflammation à l'estomac et à l'intestin grêle ; escarrhes gangréneuses au cœcum et au rectum.

NEUVIÈME OBSERVATION.

L.... J., âgé de 22 ans, d'un tempérament éminemment sanguin, d'une forte constitution, fusilier à la 6e compagnie du 3e bataillon du 36e régiment d'infanterie de ligne, entre à l'hôpital le 2 juillet, et présente à la visite du 3 les symptômes suivans : céphalalgie intense, face animée, yeux injectés, regard étonné; battemens très-forts des artères carotides, temporales et labiales ; langue très-rouge dans toute sa surface, et sèche; soif ardente, épigastre très-douloureux, urines peu abondantes, très-rouges, et déposant un sédiment briqueté ; constipation, pouls petit et lent, peau chaude et terreuse.

Prescription. Eau d'orge édulcorée, eau de

veau, lavement émollient, potion antispasmodique.

Le 4, même état du malade, même prescription.

Le 5, exacerbation bien marquée des symptômes; la face prend une teinte violacée, les pulsations des artères citées sont encore plus sensibles; perte de la connaissance, délire; la langue, les dents et les gencives sont encroûtées d'un enduit fuligineux très-épais; épigastre beaucoup plus douloureux, ventre tendu, peau brûlante, soubresauts des tendons, carpologie.

Prescription. Quinze sangsues à l'épigastre, eau d'orge édulcorée, eau de veau, lavement émollient et une potion tonique.

Le 6, à la visite du matin, le malade était à l'agonie.

Prescription. Eau de veau, eau d'orge, potion tonique.

Mort, le soir du même jour.

NÉCROPSIE.

Crâne. Engorgement considérable des

vaisseaux sanguins des méninges du cerveau, épaississement de la dure-mère; on trouve du pus sous l'arachnoïde, vers la partie antérieure des lobes cérébraux; l'encéphale est très-résistant, et sa substance médullaire laisse transsuder du sang en la coupant; cervelet très-ramolli; une grande quantité de sang s'écoule en ouvrant le sinus transversal gauche.

Thorax. Rien de particulièr.

Abdomen. L'estomac présente des traces d'une inflammation très-violente, il est presque sphacélé; la membrane péritonéale des intestins offre çà et là des taches gangréneuses; la muqueuse intestinale est ulcérée sur divers points, mais les ulcérations sont plus rapprochées et surtout plus prononcées à mesure que l'on approche de l'iléon; les glandes mésentériques sont très-engorgées; l'extérieur du foie est couleur d'ardoise, et une grande quantité de sang s'écoule en coupant cet organe.

DIXIÈME OBSERVATION.

G..... L.-C., âgé de 22 ans, d'un tempérament bilioso-sanguin, d'une constitution très-robuste, fusilier à la 5e compagnie du 3e bataillon du 36e régiment d'infanterie de ligne, entre à l'hôpital le 3 juillet. Le 4 au matin, il présente les symptômes ci-après : céphalalgie très-forte, visage très-rouge, injection des conjonctives, regard fixe, réponses lentes, brusques et succinctes; moral extrêmement affaissé; n'ayant en perspective que la mort, à laquelle, dit-il, il ne saurait échapper; battemens très-prononcés des artères carotides et temporales, langue sèche et rouge sur les bords et à la pointe; soif ardente, mais ne voulant pas la satisfaire, parce qu'il s'était mis dans l'idée qu'on voulait l'empoisonner; épigastre peu douloureux, abdomen souple et point douloureux, urines très-rares, constipation; pouls très-lent, petit, irrégulier, et donnant deux ou trois fortes pulsations, puis huit ou dix petites; peau très-sèche, décubitus sur le dos.

Prescription. Soupe, infusion de bourrache miellée.

Le 5, même état du malade; même prescription.

Le 6, exacerbation des phénomènes morbides; délire par momens, abdomen légèrement tendu.

Prescription. Quinze sangsues à l'épigastre, eau de veau, eau de gomme, lavement émollient, cataplasme émollient sur l'abdomen.

Le 7, amélioration sensible dans l'état du malade.

Prescription. Limonade vineuse, eau de veau, lavement et cataplasme.

Le 8, les symptômes reprennent de nouveau de l'intensité; il se développe des pétéchies sur le thorax.

Prescription. Limonade vineuse, eau de veau, lavement émollient, cataplasme émollient sur l'abdomen, douze sangsues à l'épigastre; dix autres sangsues lui furent prescrites le soir, sur le bas-ventre.

Le 9, le malade est dans un état désespérant; sa respiration est râleuse, les yeux sont enfoncés, ternes, les traits sont grippés, la face est presque cadavéreuse, la langue est noire comme un charbon, l'abdomen balonné, une sueur froide découle de son front et de ses membres, roideur tétanique des extrémités, immobilité parfaite.

Prescription. Limonade vineuse, eau de veau, potion tonique, lavement émollient, cataplasme émollient sur l'abdomen.

Mort, peu après la visite.

NÉCROPSIE.

Crâne. Méninges du cerveau et pulpe cérébrale très-enflammées; dure-mère considérablement épaissie, arachnoïde ulcérée à la partie antérieure et supérieure des lobes cérébraux; sérosité sanguinolente dans les ventricules; les plexus choroïdes sont gorgés de sang, le cervelet est très-rouge, et paraît avoir participé à l'inflammation.

Thorax. Cœur extrêmement mou.

Abdomen. La muqueuse de l'estomac est rouge, et présente en outre quelques taches noires; la tunique interne des intestins présente également çà et là des traces de l'inflammation dont elle a été le siége, mais elles ne sont pas aussi fortes que chez les précédens sujets.

ONZIÈME OBSERVATION.

B..... P.-J.-T., âgé de 22 ans, d'un tempérament éminemment sanguin, d'une forte constitution, fusilier à la 4e compagnie du 3e bataillon du 36e régiment d'infanterie de ligne, entre à l'hôpital le 3 juillet, et présente à la visite du 4 les symptômes suivans : douleur violente à la tête, face fortement colorée, yeux injectés, langue blanche et humide, mais très-rouge à sa pointe ; soif modérée, pouls lent, peau sèche, douleurs contusives dans les membres.

Prescription. Soupe, limonade vineuse, eau de veau.

Les 5, 6 et 7, même état du malade; mêmes prescriptions, augmentation des alimens.

Le 8 au matin, même état; même prescription.

A deux heures de l'après-midi du même jour, le malade eut du délire; il parvint à s'évader de l'hôpital, où on le ramena peu après; on lui pratiqua aussitôt une forte saignée au bras, et on lui appliqua sur la tête des compresses imbibées d'oxicrat.

Le 9, le malade est tranquille, rit de l'état où il s'est trouvé, et répond parfaitement aux questions qu'on lui adresse; il a l'abdomen un peu sensible au toucher.

Prescription. Eau d'orge édulcorée, fomentations émollientes sur le bas-ventre, lavement émollient, deux bains de pieds sinapisés, cataplasmes sinapisés sur les cuisses.

Le 10, langue très-rouge à la pointe, et commençant à se couvrir de fuliginosités; douleur à l'épigastre, pouls petit et lent.

Prescription. Diète, limonade vineuse, lavemens émolliens, fomentations émollientes sur l'abdomen, douze sangsues à l'épigastre.

Le 11, le délire est revenu, agitation extrême; le malade parle sans cesse de ses parens, de son pays; la langue est très-noire, ainsi que les gencives et les dents; la face annonce un affaissement extrême, et porte l'empreinte d'un profond chagrin; haleine brûlante, épigastre et abdomen tendus, et douloureux au toucher; urines rares, très-rouges et déposant un sédiment briqueté; constipation opiniâtre, pouls petit, lent et irrégulier, peau chaude et sèche, mouvemens carpologiques.

Prescription. Limonade vineuse, eau d'orge, lavement et fomentations; douze sangsues à l'anus.

Le 12, prostration apparente, abattement extrême.

Même prescription que la veille, plus deux vésicatoires aux jambes.

Le 13, langue carbonisée, ventre balonné, pouls misérable, peau brûlante et terreuse, délire permanent, roideur tétanique des membres, face cadavéreuse; le lavement du matin a produit une selle copieuse de matières très-fétides.

Prescription. Limonade vineuse, eau d'orge, potion tonique, vin sucré.

Le 14, même état du malade; même prescription.

Le 15, tous les symptômes morbides sont au *summum* de gravité; une sueur froide couvre le thorax et les bras; râle.

Même prescription que la veille.
Mort à 11 heures du soir.

NÉCROPSIE.

Crâne. Méninges du cerveau très-rouges, vaisseaux sanguins desdites membranes et de l'encéphale gorgés de sang, les différens sinus très-dilatés par la grande quantité de sang qu'ils contiennent, cerveau très-rouge, laissant transsuder le sang à travers sa substance, plexus choroïdes gorgés de sang, cervelet ramolli et très-rouge.

Abdomen. Muqueuse gastro-intestinale très-rouge, et parsemée de quelques taches noires.

DOUZIÈME OBSERVATION.

V..... A.-J., âgé de 24 ans, d'un tempérament bilioso-sanguin, d'une constitution vigoureuse, fusilier à la 6e compagnie du 3e bataillon du 36e régiment d'infanterie de ligne, entre à l'hôpital le 4 juillet, et présente à la visite du 5 les symptômes suivans : céphalalgie peu intense, yeux rouges, visage animé, langue blanche au milieu, mais rouge à sa pointe et sur ses bords, soif ardente, constipation, pouls plein, mais lent, peau chaude et sèche, affaissement de toute l'économie.

Prescription. Le quart d'alimens, eau d'orge édulcorée, lavement émollient.

Les 6, 7, 8, 9 et 10, stagnation des phénomènes morbides ; même prescription.

Le 11, céphalalgie plus intense, regard effaré, face plus animée, battemens prononcés des artères carotides et temporales, langue rouge et sèche, épigastre très-douloureux ; la constipation persiste, pouls très-lent, petit et serré, peau sèche et terreuse.

Prescription. Quinze sangsues à l'épigastre, eau d'orge édulcorée, eau de veau, lavement émollient.

Le 12, amélioration des symptômes ; le malade a passé une assez bonne nuit, la céphalalgie est moins forte, le regard moins inquiet, l'aspect du visage a quelque chose de plus rassurant, les pulsations des artères carotides et temporales ne sont pas aussi fortes; la langue est toujours rouge, mais elle est humide ; la douleur épigastrique est presque dissipée, la peau a de la tendance à la moiteur, le pouls s'est un peu développé, il y a eu deux selles de matières noirâtres.

Prescription. Eau de veau, eau de riz, lavement émollient.

Les 13 et 14, le mieux se soutient, mais n'augmente pas.

Mêmes prescriptions.

Les 15 et 16, même état du malade.

Prescription. Un peu de bouillon, limonade vineuse, eau d'orge, un lavement émollient.

Le 17, recrudescence des phénomènes morbides ; le malade a eu du délire pendant la nuit; à la visite du matin, il est encore en proie aux idées effrayantes qui l'ont poursuivi pendant son sommeil, qui a été fort agité; tous les symptômes cérébraux ont augmenté d'intensité, dans une proportion plus forte que ceux dépendant directement de l'irritation gastro-intestinale.

Prescription. Diète, limonade vineuse, eau

de veau, lavement émollient, sinapismes aux cuisses.

Le 18, le malade est à peu près dans le même état.

Même prescription; plus, des sinapismes aux jambes.

Le 19, le délire est continuel, la face prend une teinte violacée, les yeux sont ternes, presque inanimés; la langue, les gencives et les dents sont couvertes d'un enduit fuligineux; douleur à l'épigastre et à l'abdomen, urines rares, une selle copieuse a un peu distendu le bas-ventre, pouls très-petit et très-irrégulier, éruption pétéchiale sur le thorax, peau très-sèche, âcre au toucher; décubitus sur le dos.

Prescription. Limonade vineuse, eau de veau, fomentations émollientes sur l'abdomen, lavemens émolliens, application souvent réitérée de compresses imbibées d'oxicrat sur la tête, vésicatoires aux jambes.

Le 20, le malade est dans un état désespérant; les phénomènes morbides ont acquis une intensité effrayante.

Prescription. Limonade vineuse, eau de veau, fomentations, lavemens, compresses imbibées d'oxicrat sur la tête ; application successive sur les membres thoraciques et abdominaux, de cataplasmes sinapisés ; ablutions d'eau vinaigrée tiède sur toute l'économie.

Le 21, même état du malade ; même prescription, plus une potion tonique.

Mort, le soir.

NÉCROPSIE.

Crâne. Méninges cérébrales enflammées, le cerveau très-rouge, abondante sérosité dans les ventricules, sinus cérébraux remplis de sang.

Abdomen. La muqueuse de l'estomac et du tube intestinal présente des taches rouges, des points ulcérés et des escarrhes gangréneuses ; les glandes mésentériques et le pancréas sont très-engorgés ; l'extérieur du foie est couleur d'ardoise, et en le coupant le sang coule en abondance.

ORDRE SIXIÈME.

FIÈVRE PESTILENTIELLE OU ADÉNO-NERVEUSE.

La fièvre pestilentielle existe-t-elle, et dans ce cas doit-elle être considérée comme une maladie essentielle? ou bien doit-elle être rapportée à une irritation organique, ainsi que cela a déjà été décidé, pour les cinq ordres de pyrexies qui précèdent?

La résolution des divers membres de phrase de cette double proposition me paraît assez facile. En effet, j'ai déjà prouvé que le mot *fièvre* n'est dans tous les cas qu'un symptôme, et non une maladie essentielle; or, la fièvre pestilentielle n'existe pas, et ne peut être qu'une lésion d'un ou de plusieurs organes :

dès-lors on doit la désigner par un nom qui suffise à lui seul pour déterminer d'une manière précise l'organe ou les organes lésés, et la nature de l'affection morbide.

Voyons toutefois ce que l'on a entendu jusqu'à ce jour, par ces mots *fièvre pestilentielle*.

Les médecins de tous les âges, de toutes les époques, ont regardé comme fièvres pestilentielles, celles qui ont quelque similitude avec la peste, par les ravages qu'elles occasionent, mais qui sont plus fréquentes et un peu moins meurtrières que ce fléau; qui n'ont pas une origine exotique; qui peuvent régner épidémiquement, et être ou n'être pas contagieuses; qui peuvent présenter différens exanthèmes cutanés, mais point de bubons, ni de charbons. Quelquefois cependant ces derniers symptômes apparaissent; et alors ils offrent les mêmes résultats que la peste proprement dite.

Ainsi, les prétendues fièvres adynamique, ataxique, typhode; les angines gangréneuses, la variole, etc., étant fort souvent épidémiques, et occasionant parfois une nombreuse mortalité, ont été tour à tour considérées comme des fièvres pestilentielles.

On sent tout ce qu'a de vague une qualification que l'on peut appeler avec raison, *banale*, puisqu'elle peut s'appliquer à un certain nombre de maladies; et l'on concevra sans peine qu'elle doit être bannie du langage médical, en pensant que cette dénomination peut désigner des maladies qui ont leur siège sur des organes qui diffèrent entre eux par leur texture.

Au surplus, j'ai, en temps et lieu, fait justice des fièvres adynamique, ataxique, typhode, etc., en faisant de ces êtres hypothétiques des affections morbides réelles, faciles à reconnaître par le seul énoncé de leur nom.

La fièvre pestilentielle, ce dernier échelon du cadre pyrétologique, n'est pas plus une maladie essentielle que les fièvres dont j'ai contesté l'existence comme êtres morbides; comme elles, elle n'est qu'un phénomène qui accompagne une irritation.

M. Fodéré dit d'une manière positive, dans son article du *Dictionnaire des Sciences médicales*, qui a rapport à cette affection, qu'elle est toujours accompagnée d'un état fébrile; et à l'article *peste*, rédigé également par ce savant médecin jurisconsulte, je trouve que cette maladie peut se présenter quelquefois sans fièvre.

D'abord, je dirai franchement que je ne conçois pas bien l'avantage que peut retirer la science de la différence que l'on dit exister entre la peste et la fièvre pestilentielle, si toutefois on peut la noter d'une manière remarquable; car, bien que M. Fodéré dise, avec quelques auteurs, que la peste peut exister sans fièvre, il n'en est pas moins vrai que l'état fébrile du pouls l'accompagne le plus souvent; et alors je ne vois pas la nécessité de faire deux maladies différentes de la peste avec fièvre, et de la fièvre pestilentielle.

Au reste, si la fièvre pestilentielle existait comme maladie essentielle (ce qui n'est pas), elle devrait, je crois, se rapporter uniquement à la peste, d'où elle paraît découler, et non à cette foule d'affections presque aussi graves qu'elle à la vérité, mais qui ne sont pas accompagnées ordinairement de quelques symptômes qui sont propres à cette maladie.

Toutefois, mon intention n'est pas de chercher à déterminer si l'on a bien ou mal fait d'établir une distinction entre la peste proprement dite et les fièvres pestilentielles, parce que cela m'écarterait de mon sujet. Je reviens à celles-ci, dont le nom est plus propre à effrayer qu'à donner des idées positives, et même des indices, sur les organes affectés, et sur la nature de l'affection; et qui, fût-il même justement approprié, devrait encore disparaître de la nomenclature médicale, pour faire place à un nom qui pût être articulé sans faire naître une terreur soudaine, souvent dangereuse.

Les règles de l'hygiène veulent que l'on éloigne du malade tout ce qui peut porter atteinte à ses forces morales, et que l'on cherche au contraire à les relever, à leur donner du ton.

Personne n'ignore combien le moral a une influence marquée sur le physique, et qu'une affection, fût-elle légère, peut devenir grave, si elle se complique d'une affection morale; en un mot, si le malade se frappe. Je dirai, avec M. Fodéré, que l'homme qui se meurt, sa famille éplorée, ses concitoyens en deuil, s'inquiètent fort peu des distinctions de mots en médecine, des disputes scientifiques; mais, ainsi que le dit fort bien ce savant professeur, elles importent beaucoup à l'hygiène publique, pour préserver les citoyens et les cités.

J'ai déjà fait pressentir qu'à mes yeux les mots *peste* et *fièvre pestilentielle* signifiaient, à peu de chose près, une seule et même maladie; mais, comme ces dénominations ne paraissent propres qu'à inspirer au vulgaire une terreur dont les effets sont de nature à faire naître de véritables alarmes, il est donc urgent de donner à ce dernier ordre de pyrexies une qualification qui puisse non-seulement éclairer les médecins, mais aussi ne pas effrayer les personnes devant lesquelles on pourrait la prononcer.

M. Fodéré, que je ne saurais trop citer, pense que les épidémies de fièvres pestilentielles observées par Fracastor, Forestus, Sydenham, Witringham, Willis, Huxam, Lind, Mangel, etc., avaient presqu'une parfaite conformité avec ce que l'on appelle la fièvre des camps, des hôpitaux, des prisons, des vaisseaux, et celle produite par les miasmes marécageux. Or, m'appuyant sur l'attestation d'un professeur aussi éclairé, j'en conclus que la fièvre pestilentielle n'est, ainsi que ces deux dernières, qu'une irritation de la muqueuse gastro-intestinale, mais qui est compliquée de l'irritation des membranes du cerveau, et de l'appareil glandulaire; ce qui constitue une gastro-entéro-encéphalo-adénite, nom compliqué il est vrai, mais qui fait connaître par son seul énoncé, tous les organes dont l'ordre des fonctions vitales est troublé.

Voyons maintenant quelles peuvent être les causes de la fièvre dite pestilentielle. D'abord, tout ce qui peut concourir à irriter fortement le tube intestinal, lorsque surtout les sujets sont soumis à l'influence d'un climat brûlant et des causes générales attenant au pays qu'ils habitent, ou à une atmosphère permanente ou même passagère, contenant des principes morbifiques, tels que des émanations d'animaux ou de végétaux en putréfaction, des miasmes provenant d'effluves marécageux.

Quel que soit le mode d'action de ces différentes causes, les effets qui en découlent sont à peu de chose près les mêmes. Ainsi, les phénomènes de la fièvre pestilentielle dénuée de gravité sont, d'après Bertrand, Pinel, etc., un petit frisson au début, douleur à l'épigastre, nausées, vomissemens, céphalalgie, vertiges, état fébrile plus ou moins vif, sueur, déjections alvines, apparition de bubons, ou absence de ce phénomène; et lorsque ceux-ci paraissent, ils arrivent presque toujours à une heureuse suppuration, et terminent ordinairement la maladie, pour le plus tard, du quinzième au vingtième jour.

A part la présence des tumeurs aux aines, tous les symptômes précités se rencontrent dans la gastro-entérite, et militent par conséquent en faveur de la théorie des inflammations locales, dont il serait difficile de dénier les immenses avantages.

Poursuivons, et voyons encore si dans les cas de fièvre pestilentielle grave, l'irritation du tube alimentaire ne joue pas le plus grand rôle, et ne se dénonce pas par des symptômes qui lui sont particuliers.

Pinel, rapportant ce qui a été écrit par Chicoineau et Verny sur la peste de Marseille, dit que les individus chez lesquels cette maladie était intense, succombaient quelquefois d'une manière presque subite, avant que la nature eût eu le temps de déterminer une crise par l'éruption de bubons ou d'exanthèmes, ou lorsque les bubons se terminaient par délitescence; mais que, s'ils parcouraient bien leurs périodes, on concevait quelque espérance, et souvent alors elle se réalisait.

D'après ce raisonnement qui me paraît très-plausible, les bubons, les pustules et exanthèmes divers, ne seraient plus des symptômes pathognomoniques de la fièvre pestilentielle, et devraient être rangés parmi les moyens critiques que la nature emploie pour notre conservation, lorsque notre existence est en danger par une ou plusieurs lésions organiques. La fièvre pestilentielle, privée de ce signe particulier, rentrerait nécessairement dans le cadre des maladies ordinaires, rendue plus grave que quelques-unes d'entre elles, seulement en raison du concours simultané de plusieurs causes aggravantes.

Mais revenons aux symptômes que cette maladie offre à l'état de gravité : pouls petit, mou, fréquent, inégal, et qui disparaît par une légère pression; prostration des forces, désespoir, grande agitation, langue d'abord couverte d'un enduit blanchâtre, ensuite rouge, noire et aride; nausées, vomissemens érugineux, noirâtres ou mêlés de sang; douleur à l'épigastre, syncopes, oppression de poitrine, diarrhée, hémorragies, délire taciture ou frénétique, les yeux égarés, étincelans, regard sinistre; enfin, presque tous les symptômes qui accompagnent *l'ex*-fièvre maligne. Ainsi, que l'affection qui m'occupe soit bénigne ou grave, je rencontre les nausées, les vomissemens, la douleur épigastrique, la diarrhée, etc.; symptômes qui caractérisent, à n'en pas douter, l'inflammation du tube alimentaire. Mais je ne veux pas m'en tenir là, et je prétends assumer en faveur de cette opinion un plus grand nombre de preuves.

Dans l'ouvrage de *Mortalitate* de Saint-Cyprien, se trouve la description de la peste qui parut sous l'empire de Gallus et de Volusien, et qui avait aussi commencé en Éthiopie; et parmi les symptômes cités, sont : *évacuations involontaires, ardeur brûlante des entrailles*.

La *suette*, qui régna en Angleterre à différentes reprises durant le seizième siècle, était aussi accompagnée de douleur à l'épigastre.

Dumerbroek de Nimègue, et Ranchin de Montpellier, décrivent une fièvre pestilentielle, qui fut particulièrement marquée par des vomissemens, et des flux de ventre bilieux.

L'autopsie des sujets morts à la suite d'une fièvre pestilentielle qui régna dans le département du Var au commencement de 1810, donna pour résultat l'assurance qu'il existait une dégénérescence gangréneuse des intestins et des viscères abdominaux.

Tous ces faits, auxquels j'en pourrais joindre une foule d'autres, sont, je l'espère, autant concluans que possible pour prouver d'une manière évidente que, par les mots *fièvre pestilentielle*, on doit entendre l'irritation d'un appareil d'organes, et que le plus souvent cette inflammation a son siége sur la muqueuse gastro-intestinale. Il est vrai que des causes particulières viennent compliquer cet état d'une affection sympathique du cerveau et du système glandulaire; aussi est-ce à cause de cela que j'ai joint aux mots *gastro-entéro* ceux d'*encéphalo-adénite*, pour compléter une dénomination qui, dès-lors, donnera une idée exacte de tous les organes lésés et de leur genre de lésion.

La durée de cette maladie *pessime* est de trois à sept jours ordinairement, surtout si elle doit se terminer d'une manière fâcheuse; tandis que, si elle dépasse le huitième jour, on peut naître à l'espérance et se flatter d'une guérison quelquefois assez prompte.

Au surplus, une foule de circonstances tirées de la cause qui l'a occasionée, de la continuation de son action, de la constitution des sujets atteints de ladite affection, de l'intensité de la maladie, doivent nécessairement empêcher le médecin de se prononcer d'une manière précise, tant sur sa durée que sur ses résultats, et le rendre très-circonspect dans le pronostic qu'il portera.

Les avantages qui résultent de la qualification de *gastro-entéro-encéphalo-adénite*, que j'emploie en remplacement de la dénomination plus que vague de *fièvre pestilentielle*, étant suffisamment constatés, voyons maintenant quels seront les moyens curatifs que conseillera une saine doctrine, une médecine raisonnée.

Faisons d'abord mention des diverses méthodes employées par les médecins qui ont observé ces susdites fièvres, et cherchons si, dans leur ensemble, on ne pourrait pas trouver la base d'un traitement méthodique qui serait en rapport avec les idées que nous avons sur cette maladie.

Sydenham, et à son exemple Deidier, pensent qu'il faut débuter par une saignée du pied jusqu'à défaillance, et conseillent de revenir aux saignées générales.

Chicoineau et Verny combattirent la peste de Marseille par des préparations officinales, qui maintenant ne figurent presque que pour mémoire dans les pharmacies; tels sont la thériaque, le diascordium, les confections d'hyacinthe et de kermès, les eaux thermales, etc.

Mackensie, écrivant sur la peste de Constantinople, dit qu'on doit se diriger sur les mêmes principes de traitement que pour celui des fièvres putrides et malignes. Ainsi, il prescrit le quinquina, le camphre, les vésicatoires, etc.

Le docteur Samoïlowitz conseille les frictions glaciales faites sur toute la surface du corps des pestiférés; seulement celles pratiquées sur la poitrine et l'abdomen doivent être moins fortes, moins prolongées, en un mot plus légères; il aide ce moyen d'une infusion sudorifique.

Massaria assure avoir eu beaucoup de succès avec la saignée.

Saint-Ours, chargé de l'hôpital de Jaffa, tira quelques avantages des évacuations sanguines générales.

Enfin, parmi les nombreux médecins de distinction qui ont été à même de voir de près cette horrible maladie, et qui ont cherché à en atténuer les tristes effets, les uns ont employé les évacuations sanguines et les boissons adoucissantes, et, s'il faut les en croire, ont obtenu de brillans succès; tandis que les autres ont cru devoir prescrire les toniques et les excitans. Que fera le médecin dans cette conjoncture difficile? Sa conduite devra être très-circonspecte; car, en admettant telle médication plutôt que telle autre, et surtout dans tous les cas, il peut commettre des fautes irréparables. Emploiera-t-il de préférence les antiphlogistiques, aux toniques et aux excitans? ou se bornera-t-il aux frictions glaciales et aux diaphorétiques? Suivra-t-il une méthode curative à lui, et qu'il modifiera d'après la cause qui aura produit la maladie, d'après le plus ou moins d'intensité de celle-ci, et de la constitution du sujet égrotant?

En partant du principe posé, que la fièvre pestilentielle est une inflammation, que cette inflammation réside primitivement sur la muqueuse gastro-intestinale, et qu'elle irradie ensuite sur les méninges du cerveau et sur le système glandulaire, nul doute que l'on ne doive employer les évacuations sanguines de préférence à tous les moyens : non des saignées générales, ainsi que le prescrivent Galien, Massaria, Sydenham, Deidier, Saint-Ours, etc.; mais bien des saignées locales, telles que l'émission du sang contenu dans les radicules artérielles et veineuses placées le plus près possible du siège primitif de l'irritation. De cette manière, on a plus que de l'espoir de voir disparaître en même temps et les irritations sympathiques, et la maladie première. Que l'on joigne à ce moyen puissant la série des émolliens à l'intérieur et à l'extérieur; que l'on ait recours quelquefois aux dérivatifs appliqués sur la surface interne du gros intestin et sur la peau, et l'on aura un traitement on ne peut plus complet, et d'une efficacité marquée dans la pluralité des cas.

Mackensie et consorts regardant la fièvre pestilentielle comme une fièvre adynamique, ataxique, et conseillant de la traiter par les mêmes moyens que cesdites fièvres, entrent on ne peut mieux dans ma manière de voir sur la presque indentité qu'il y a entre ces maladies. Mais, comme j'ai déjà dit que les fièvres adynamique et ataxique n'étaient pas des maladies essentielles, et que ces mots chimériques doivent être remplacés par ceux de gastro-entérite, et de gastro-entéro-encéphalite, infiniment plus exacts; et qu'à l'instar de M. Broussais, j'ai fait consister le traitement de ces maladies dans l'emploi des antiphlogistiques et des émolliens; on ne saurait donc mieux faire dans la fièvre pestilentielle, même au dire du docteur Mackensie, que de lui opposer la même médication que celle prescrite pour combattre les fièvres des 4e et 5e ordres.

Quant aux frictions glaciales conseillées par Samoïlowitz, je pense que leur emploi ne saurait amener d'amélioration, et concourrait au contraire à donner de l'intensité à la fièvre pestilentielle. En effet, quel est le mode d'action des réfrigérans ? Tous les auteurs s'accordent à dire qu'appliqués sur la peau, ils agissent comme répercussifs, et refoulent le sang vers les organes intérieurs. Or, comme ce sont les organes contenus dans les cavités qui sont irrités, cette irritation devra nécessairement augmenter, si, par l'emploi des frigorifiques, on occasione une congestion sanguine à ces mêmes organes. Cependant, en continuant l'usage des frictions sur la peau, on peut déterminer l'irritation de ce tissu, au point de dériver l'irritation première, c'est-à-dire de détourner du lieu primitivement affecté une partie du sang qui s'y trouvait, et le faire refluer vers le dernier point d'irritation (système dermoïde). Mais, en admettant même que cette déviation du sang ait lieu, suffira-t-elle pour guérir radicalement à elle seule l'inflammation de la muqueuse gastro-intestinale? Je ne puis le croire, et je regarde comme moyens uniquement curatifs, dans cette affection, les émissions sanguines locales et les émolliens. Les frictions glaciales sur toute l'économie sont regardées par moi comme dangereuses.

Dans la maladie que je traite, ainsi que dans toutes celles qui dépendent d'un principe d'irritation gastro-intestinale, on rencontre souvent une peau brûlante, sèche et comme terreuse ; alors, je crois, on peut se permettre quelques frictions légères sur les membres thoraciques et abdominaux, non avec des réfrigérans, mais avec un liquide qui puisse irriter modérément le système cutané, et améliorer son état physique sans que l'on ait à redouter la répercussion du sang à l'intérieur. Ainsi, les lotions d'eau vinaigrée chaude peuvent être employées avec quelque efficacité.

Toute médication tonique et excitante devra être prohibée, de même que dans les gastro-entérite et gastro-entéro-encéphalite ; et cela par la seule raison que l'on ne pourrait obtenir la guérison d'une maladie inflammatoire par des médicamens dont le propre est d'irriter.

La fièvre pestilentielle est-elle contagieuse?

Beaucoup de médecins distingués l'ont affirmé; et une foule d'autres, non moins instruits, lui ont nié cette propriété.

Gertsmann, médecin de Crémone, dit que la peste n'est réellement dangereuse que par la peur que l'on s'en fait.

Tous enfin veulent avoir raison; mais, comme cela ne peut être, on ne sait quelle doctrine adopter, et l'on erre d'hypothèse en hypothèse sans savoir à quoi s'en tenir.

Pour moi, je crois que je partagerais volontiers l'opinion de Gertsmann; mais je n'ose me prononcer, parce que je n'ai pas été à même de voir, d'observer de mes propres yeux. Je pense qu'on ne saurait mieux faire à ce sujet, que de consulter les écrits des médecins illustres auxquels une noble philanthropie a fait braver tous les dangers pour se rendre utiles à leurs semblables: tels sont ceux de MM. les barons Larrey et Desgenettes, les dignes, les savans patriarches de la médecine militaire; MM. Odouard, Fodéré, Bally, etc., etc., qui tous doivent avoir une grande part à la reconnaissance humaine pour les services éminens et peu ordinaires qu'ils ont rendus. J'admire leur courage héroïque autant que leur profond savoir, et je désire ardemment qu'ils ne prennent point ce peu de lignes pour un éloge, mais bien plutôt pour l'expression sincère de la profonde conviction que leur rare mérite a gravée dans mon esprit.

FIN.

TABLE

DES MATIÈRES.

Pages.

Préface. 1

Introduction. 3

Ordre premier.

Fièvre inflammatoire (phlebo-artérite). 11

Ordre deuxième.

Fièvre bilieuse (gastrite). 39

Ordre troisième.

Fièvre muqueuse (sub-gastro-entérite). 66

Ordre quatrième.

Fièvre adynamique (gastro-entérite). 80

Pages.

ORDRE CINQUIÈME.

Fièvre ataxique (gastro-entéro-encéphalite). 115

ORDRE SIXIÈME.

Fièvre pestilentielle (gastro-entéro encéphalo-adénite). 205

FIN DE LA TABLE.

ERRATA.

Page 15, ligne 5. — Au lieu de *possible à ce qu'il*, lisez *possible qu'il*.

Page 25, ligne 18. — Au lieu de *méméninges*, lisez *méninges*.

Page 43, ligne 22. — Au lieu de *enfouie*, lisez *plongée*.

Page 59, ligne 7. — Au lieu de *galléniques*, lisez *galéniques*.

Page 72, ligne 9. — Au lieu de *a perdu de sa saveur*, lisez *perd de sa saveur*.

Page 103, ligne 19. — Au lieu de *pronoctic*, lisez *pronostic*.

Page 133, ligne 6. — Au lieu de *dyssenterie*, lisez *dysenterie*.

www.ingramcontent.com/pod-product-compliance
Ingram Content Group UK Ltd.
Pitfield, Milton Keynes, MK11 3LW, UK
UKHW020117200726
13856UKWH00002B/598